1 10-Minuten-Aktivierung ... 1
2 Angebote durchführen ... 4
3 Ausflug ... 6
4 Betreuungsbericht formulieren ... 8
5 Bewegungsübungen (Gymnastik) ... 10
6 Biografiearbeit (Erinnerungsarbeit) ... 13
7 Demenz ... 14
8 Digitale Techniken ... 19
9 Dokumentation ... 22
10 Erinnerungsalbum ... 23
11 Flüssigkeitsbedarf decken ... 25
12 Frühlingsangebote ... 26
13 Gesprächsrunde – Thema Holz ... 28
14 Gesprächsrunde – Thema Kirche ... 31
15 Gesprächsrunde – Thema Spielzeug ... 33
16 Handmassage ... 35
17 Herausforderndes Verhalten ... 38
18 Herbstangebote ... 40
19 Infektionen vermeiden ... 42
20 Mahlzeiten zubereiten ... 43
21 Notfall ... 45
22 Religion, Glaube, Spiritualität ... 48
23 Rollator und Rollstuhl ... 51
24 Schlaganfall ... 52
25 Schmerz ... 56
26 Schwerhörigkeit ... 58
27 Sehbehinderung, Blindheit ... 59
28 Sinne anregen ... 60
29 Sitztanz ... 63
30 Sommerangebote ... 65
31 Spiele ... 67
32 Sturz ... 69
33 Validation® ... 71
34 Vergiftung ... 73
35 Verletzung ... 75
36 Winterangebote (Advent und Weihnachten) ... 77
37 Wortspiele und Sprichwörter ... 79
38 Zeitungs[illegible] ... 82

Kapitelübersicht

10-Minuten-Aktivierung 1
Advent 78
Aktivierungsschrank 1
Alzheimer 14
Apoplex 53
Arbeitsunfall 77
Atemspende 48
Atemstillstand 46
Atemstörung 46
Ausflug 6
Ballübungen 11
Bergwandern (Sitztanz) 65
Betreuungsbericht 8
Bewegungsübungen 3, 10, 64
Bewusstlosigkeit 46
Biografiearbeit 13
Blindheit 60
Blumen stecken 66
Demenz 14
Digitale Angebote 20
Dokumentation 9, 22
Erinnerungsalbum 24
Erinnerungsarbeit 13
FAST-Test 53
Flüssigkeitsbedarf 26
Frühling 27
Gebete 49
Gedächtnistraining 68, 83
Geduldsspiele 68
Geruchssinn 62
Geschicklichkeitsspiele 68
Geschmackssinn 63
Gesellschaftsspiele 68
Gesprächsrunde 29, 32, 35
Glaube 32, 49
Gymnastik 3, 10
Halluzinationen 18
Handmassage 36
Herausforderndes Verhalten 17, 39
Herbst 41
Herzdruckmassage 47
Herz-Kreislauf-Störung 46
Hochbeet 66
Hörgerät 59
Hörsinn 59, 62
Humor 5
Kim-Spiele 61
Kirchenlieder 49
Konzentrationsspiele 68
Mahlzeiten zubereiten 44
Motivation 5
Notfall 9, 46
Ohnmacht 46
Online-Angebote 20
Orientierungsstörung 15
Ostern 27
Reime 81
Religion 32, 49
Rituale 49
Rollator 6, 52
Rollstuhl 6, 52
Schlaganfall 53
Schmerz 57
Schwächeanfall 46
Schwerhörigkeit 59
Sehbehinderung 60
Sehsinn 60, 61
Sinneserfahrungen 61
Sitztanz 64
Sommer 66
Spiritualität 49
Sprichwörter 80
Sterne ausschneiden 78
Sturz 70
Synkope 46
Taschentuch, 10-Minuten-Aktivierung 2
Trinkprotokoll 26
Validation® 72
Vergesslichkeit 16
Vergiftung 74
Verletzung 76
Weihnachten 78
Winter 78
Wortspiele 80
Wundversorgung 76
Zeitungsrunde 83

Kapitelübersicht

Um Erinnerungen zu wecken, jedoch bei Demenzerkrankten eine Überforderung zu vermeiden, kann eine Aktivität oder ein Gespräch möglichst regelmäßig für einen Zeitraum von ca. 10 Minuten als Einzel- oder als Gruppenmaßnahme angeboten werden.

Ziele

- Miteinander ins Gespräch kommen, erzählen, Erinnerungen beleben
- Aus positiven Erinnerungen Identität, Kraft und Freude schöpfen
- Tun, was dem zu betreuenden Menschen Freude bereitet, und er dabei erlebt: „Ich bin", „Ich kann", „Es tut mir gut"
- Überforderung vermeiden

Organisieren und vorbereiten

Materialien zu verschiedenen Themengebieten in beschrifteten Kartons oder Kisten sammeln und geordnet in einem „Aktivierungsschrank" (→ Abb. 1.1) aufbewahren.

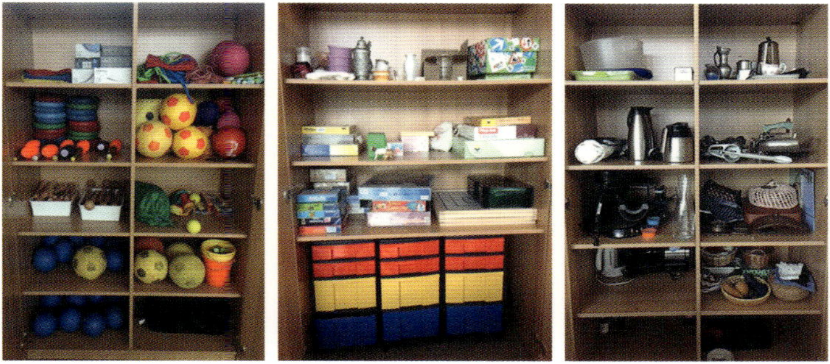

Abb. 1.1 Blick in einen Schrank mit verschiedenen Aktivierungsmaterialien [O927]

Themengebiete (Beispiele)

- Taschentücher
- Küchengeräte wie Kartoffelschäler, Kochlöffel
- Windeln, Babynahrung gestern und heute
- Waschmittel, Bügeleisen, Wäschekorb
- Handwerksgeräte wie Hobel, Hammer
- Holzleisten, Holzscheiben
- „Krimskramsschachtel" – Wolle, Knöpfe
- Schulgegenstände wie Tafel, Kreide, Stifte
- Liederbücher, Postkarten
- Alte Münzen und Geldscheine
- Eisenbahn, Spielzeugautos
- Fußball-, Fanartikel
- Typische Gegenstände für die jeweilige Jahreszeit, Feste, Tätigkeiten oder sonstige Aktivitäten, z. B. Christbaumschmuck, Badeanzug
- Bilder und Fotos zu verschiedenen Themen:
  - Heimat
  - Klassische Musik, Konzert
  - Reisen
  - Maler, Musiker

Beispiel „Taschentücher"

- **Gespräch/Unterhaltung**
  - „Winter ist Erkältungszeit" oder „Taschentuch fallen lassen, um Kontakt herzustellen"
  - Ein Taschentuch selbst auswählen lassen
  - „Was ist das?" – verschiedene Namen, Bezeichnungen
  - Genaue Betrachtung – befühlen lassen: „Welches Material?"
  - (Papier-)Taschentücher heute, Taschentücher früher
  - Nach Farben, Größen und Mustern fragen
  - „Warum so verschieden?", „Wer hat das gebraucht?"

- „Welche Verzierungen?“ – gestickt, mit Spitze umsäumt
- Gespräch auf vergangene Zeiten lenken – „Zu welchen Gelegenheiten bekam man ein Taschentuch geschenkt?“ (Schulzeit, Patengeschenk ...) „Wohin nahm man es mit?“ (Kirchgang ...)
- Zur Erheiterung: „Wie hat man sonst die Nase geputzt?“

- **Bewegung/Gymnastik**
  - Ausschütteln, mit beiden Händen hochheben (3- bis 5-mal)
  - Über dem Kopf von einer Hand in die andere übergeben (3- bis 5-mal)
  - Winken mit Taschentuch
  - Auf dem Schoß glatt streichen und wieder zusammenfalten

Beispiel „Adventszeit“ in Verbindung mit kreativen Angeboten

- **Einstimmung**
  - Die Aktivierung kann mit einem Lied, z. B. „Wir sagen euch an den lieben Advent“, eingestimmt werden.
  - Verschiedene Dekorationsmaterialien auf den Tisch legen, z. B. Kugeln, Kerzen, Lametta, Engel, Tannenzapfen, Adventkranz oder -gesteck.
- **Gespräch/Unterhaltung**
  - Betreuungskraft kann zu Beginn über ein aktuelles Ereignis, z. B. den Weihnachtsmarkt im Ort oder eigene Erfahrungen, berichten.
  - Gegenstände herumgeben und die Unterhaltung anregen, z. B. durch Fragen wie „Wie wurde früher auf Weihnachten eingestimmt?“ „Welche Lieder wurden gesungen?“ „Wer hat früher bei Ihnen in der Advents-/Vorweihnachtszeit dekoriert?“ „Gab es einen Adventskalender?“

In Verbindung mit kreativen Angeboten kann alternativ auch gemeinsam ein Adventsgesteck gebastelt (→ Kap. 36) oder ein Lied gesungen, gespielt oder gehört werden.

Ziele setzen und Angebote auswählen

- Was wünschen, benötigen und können die zu betreuenden Menschen?
- Eigener Zugang zum Angebot: Welche Fähigkeiten habe ich selbst?
- Welche Angebote
  - sind geeignet, bereiten den Zielpersonen Freude?
  - haben Biografiebezug?
  - fördern z. B. die Selbstständigkeit, die Beweglichkeit, die Motorik, die Koordination, das Gedächtnis, die Fähigkeiten?

Vorbereiten

- **Inhalte** pro Einheit im Detail
- **Material/Medien** vorhanden? Wo gelagert? Einkauf erforderlich?
- **Zeitpunkt:** Gedächtnistraining z. B. eher vormittags, gesellige Angebote eher nachmittags
- **Methode**
  - **Teilnehmermotivation:** Wie lässt sich die Neugierde der Teilnehmer wecken?
  - **Biografiebezug, Bedürfnisse** und **Möglichkeiten** der Teilnehmer
  - Wie können die **Fähigkeiten** der Teilnehmer gefördert werden?
  - Abfolge: vom Leichten zum Schwierigen, vom Bekannten zum Unbekannten
- **Raum:** Beleuchtung, Tische, Bestuhlung geeignet (Armlehnen?), Sitzordnung, genügend Beinfreiheit, Getränke, Toilettengang gesichert (Begleitung zur Toilette ggf. gesichert?)
- **Zeitlicher Ablauf/Durchführungsplan:** Was wann, genügend Raum für Bedürfnisse

Durchführen

Zur **Motivation** der Teilnehmer eignen sich **Impulse** als „Türöffner" z. B.

- Melodie, Lied
- Sprichwörter, Gedichte oder Bilder
- Zeigen eines Gegenstands
- Vormachen einer Tätigkeit
- Aufwärm- und Lockerungsübungen
- Humor

MERKE

„Der Heiterkeit sollen wir, wann immer sie sich einstellt, Tür und Tor öffnen, denn sie kommt nie zur unrechten Zeit." Arthur Schopenhauer (1788–1860)
Humor eignet sich als bewährter „Türöffner" für fast alle Betreuungsarten! „Heiter kommt weiter" oder „Lachen ist die beste Medizin", solche humorvolle Äußerungen ermöglichen es Menschen, angstauslösende Situationen und Ereignisse neu zu bewerten.

Reflektieren

Konnte die Einheit nach Plan durchgeführt werden?
Wenn die Antwort „Nein" ist, muss überlegt werden, woran es lag, um diese Faktoren in Zukunft berücksichtigen zu können.

Ziele auswählen

- Wohin wollen und können die zu betreuenden Menschen?
- Welche **Transportmittel** können benutzt werden?
- Ist das Ziel **behindertengerecht** ausgestattet, z. B. innen, außen, ist es überdacht, sind Wege/WC für Rollatornutzer und Rollstuhlfahrer geeignet?
- Sind Möglichkeiten zum Ausruhen vorhanden?
- Verpflegungsmöglichkeiten?

Vorbereiten

- Transportmittel und ggf. Finanzierung sicherstellen (z. B. behindertengerechtes Fahrzeug, Taxi etc.)
- Versicherung, eigene Haftpflichtversicherung klären
- Zeitpunkt unter Berücksichtigung der Gegebenheiten im Umfeld (Essenszeiten, Ruhezeiten) und in Koordination mit Transportmittelbereitsteller planen und bekanntgeben
- Überprüfen von Rollator und Rollstuhl auf Ausflugstauglichkeit (Reifen, Bremsen, → Abb. 3.1)
- Einladung aushängen bzw. den Teilnehmern einzeln aushändigen
- Inhaltliche Vorbereitung, z. B. in Form von Vorlesen, Gespräch, Bildern, Video

Durchführen

- Bei gehfähigen Menschen geeignetes Schuhwerk überprüfen
- Dem Wetter angemessene Kleidung sicherstellen (je nach Wetter auch Sonnenschutz, Regenkleidung)
- Notfallmedikamente (bei Diabetikern Blutzuckermessgerät, Traubenzucker) mitnehmen

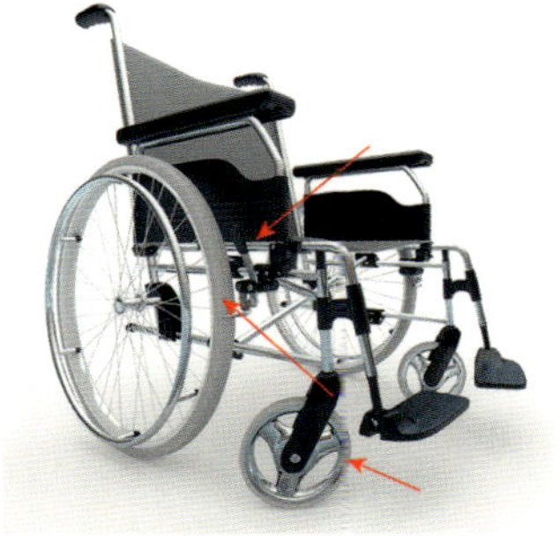

Abb. 3.1 Überprüfen von Reifendruck (bei luftgefüllten Reifen) und Funktionsfähigkeit der Bremsen [J787]

- Getränk und evtl. etwas zu essen (z. B. Obst, Kekse) mitnehmen
- Taschentücher und Abfallbeutel mitnehmen
- Geräte wie Mobiltelefon zum Absetzen eines Notrufs oder zum Aufnehmen von Foto, Videos (falls erwünscht und erlaubt) mitnehmen
- Falls erforderlich, an die Mitnahme von etwas Geld erinnern
- Toilettengang vor Start empfehlen

Nachbereiten

- Befinden der Teilnehmer erfragen und situationsgerecht handeln
- Besonderheiten der Pflegefachkraft berichten
- Dokumentieren von Besonderheiten im Betreuungsbericht
- Nachbereitung in Form von rückschauendem Gespräch: Was hat besonders gefallen/Freude bereitet? Was hat an frühere Zeiten erinnert?
- Fotos mit Teilnehmern anschauen – einzeln oder in der Gruppe
- Vergleichen der Fotos mit Fotos von früher, falls vorhanden und erwünscht

Im Betreuungsbericht müssen Änderungen im Befinden des betreuten Menschen und außerordentliche Situationen während der Betreuung dokumentiert werden, z. B.

- Verhalten und Motivation
- Veränderungen der Selbstständigkeit
- Veränderungen von Befinden, Wünschen und Bedürfnissen
- Ablehnung einer angebotenen Betreuung
- Problematische Situationen und Notfälle

MERKE

- Beobachtungen konkret und kurz formulieren
- Situation genau in einfacher, verständlicher und nachvollziehbarer Wortwahl beschreiben
- Wertfrei und ohne Interpretationen formulieren

Dokumentieren (→ Tab. 4.1, → Tab. 4.2, → Tab. 4.3)

Angebot	Beispielhafte Formulierung
Vorlesen, z. B. aus der Tageszeitung	• Frau A. hörte aufmerksam zu und sah sich die Bilder an. • Herr C. schlief während des Vorlesens ein. • Frau E. hörte 2–3 Minuten lang zu, dann wanderte sie durch den Raum, um sich danach wieder zum Zuhören hinzusetzen. Dies ging während des ganzen Vorlesens so.
Handmassage	• Nach der Handmassage fühlten sich die Hände warm und entspannt an. Frau B. schlief ein.
Memory	• Herr D. konnte sich heute über eine längere Zeit konzentrieren. Eine Verbesserung zu vorgestern war zu erkennen, er sammelte insgesamt 5 Kartenpaare. Vorgestern waren es nur 2 Kartenpaare.

Tab. 4.1 Dokumentation von Einzelangeboten

Angebot	Beispielhafte Formulierung
Singen	• Frau F. sang bei fast allen Liedern mit. Sie lachte dabei viel. • Herr G. bewegte sich im Takt der Musik.
Gedächtnis-training	• Frau K. hatte beim Ergänzen von Sprichwörtern viel Spaß. Sie kannte fast alle Antworten.

Tab. 4.1 Dokumentation von Einzelangeboten *(Forts.)*

Angebot	Beispielhafte Formulierung
Kuchen backen	• Apfelkuchen gebacken. Frau L. schaut der Gruppe gern zu, möchte sich aber nicht an deren Aktivitäten beteiligen.
Spiele	• Herr L. lehnte die Teilnahme an den Brettspielen ab. Er wollte sich lieber mit der Betreuungskraft unterhalten. • „Mensch ärgere Dich nicht" wurde konzentriert gespielt und trotzdem wurde viel gelacht. Alle hatten ihren Spaß dabei.

Tab. 4.2 Dokumentation von Gruppenangeboten

Problematische Situation/ Notfall	Beispielhafte Formulierung
Selbstgefährdung	Frau H. nahm das Messer in den Mund und wollte daraufbeißen.
Veränderte Orientierung	Herr D. ruft nach seiner Frau G. und möchte endlich nach Hause gehen.
Sturz	Frau S. ist beim Versuch, ein heruntergefallenes Taschentuch aufzuheben, gestürzt. Pflegefachkraft wurde informiert, um alles Weitere in die Wege zu leiten.
Weglaufgefahr	Frau P. steht an der Tür und versucht nach draußen zu gelangen.

Tab. 4.3 Dokumentation von problematischen Situationen und Notfällen

Bei regelmäßiger sportlicher Betätigung steigert sich nicht nur das allgemeine körperliche Wohlbefinden, sondern auch das seelische. Bewegung hebt die Stimmung und bringt gute Laune.

VORSICHT!

Es muss immer der individuelle gesundheitliche Zustand jedes einzelnen Teilnehmers berücksichtigt werden. Die Übungen werden in Art und Ausführung sowie Intensität auf die individuellen Fähigkeiten abgestimmt. Dabei wird immer auf einen festen Stand des Teilnehmers geachtet, ggf. eine Möglichkeit zum Festhalten geschaffen (Stuhllehne, Wand), oder der Teilnehmer wird angehalten, die Bewegung im Sitzen auszuführen.

Ziele

- Beweglichkeit, Geschicklichkeit, Koordination und Reaktion fördern
- Die Wahrnehmung (Sehen, Tasten, Gleichgewicht) fördern
- Durch Balancetraining die Häufigkeit von Stürzen reduzieren
- Die Kommunikation in der Gruppe anregen

Materialien

Handgeräte als Hilfsmittel

Übungen mit Handgeräten bieten Abwechslung und lenken vom eigenen Körper weg auf das Gerät, sodass spontane Bewegungen leichter fallen.

Handgeräte gezielt auswählen:

- Bälle aus verschiedenen Materialien, z. B. Soft-, Igelbälle
- Lufballons
- Tücher und Säckchen mit verschiedenen Füllungen

Durchführen

Aufwärm- und Lockerungsübungen

Bewegungseinheiten werden immer mit Aufwärm- und Lockerungsübungen begonnen. Sie unterstützen das Ankommen, stimmen auf den Hauptteil ein und beugen Verletzungen vor. Aufwärm- und Lockerungsübungen können mit und ohne Musik gestaltet werden.

- Hände ausschütteln, Hände zur Faust schließen und öffnen
- Handflächen gegeneinander drücken
- Arme an den Seiten pendeln, über den Kopf heben
- Beine im Wechsel strecken und beugen oder anheben und senken
- Füße im Wechsel in Fersen- und Ballenstand bringen

Übungen mit Bällen

- Ball in die Hand nehmen und betasten
- Ball zwischen den Händen wie einen Schneeball drehen
- Ball über Hand und Arm zu den Schultern rollen → Massage
- Ball hochwerfen und auffangen

Hauptteil

- Ball abtasten und hochwerfen
- Ball von einer Hand in die andere übergeben, dabei den Abstand vergrößern, sodass der Ball immer größere Bögen beschreibt
- Ball hochwerfen und auffangen, dabei Höhe langsam steigern
- Steigerung: beim Hochwerfen in die Hände klatschen

Partnerübungen

- Ball gegenseitig zuwerfen oder zurollen
- Ball einmal auf den Boden prallen lassen, bevor er vom Partner gefangen wird

Gruppenübungen

- Ball jedem einzelnen Teilnehmer zuwerfen und zurückwerfen lassen.
- Fußball im Sitzen: Ein großer Ball wird in die Mitte gerollt, die Teilnehmer kicken sich den Ball gegenseitig zu.
- Wanderball: Ein Ball wird von einem Teilnehmer zum nächsten gereicht, dabei wird ein Richtungswechsel eingebaut, dazu kann ein weiterer (andersfarbiger) Ball verwendet werden, z. B. geht der blaue Ball rechts herum, der rote Ball links herum.

MERKE

„Weniger ist mehr"

Erklärungen und Anweisungen sollten kurz, verständlich und eindeutig sein und einzeln gegeben werden. Mehrere Anweisungen gleichzeitig oder hintereinander überfordern z. B. an Demenz erkrankte Menschen.

Abschluss

Der Abschluss der Bewegungseinheit wird wie ein Ritual immer gleich gestaltet, z. B. werden die Materialien in einen Korb gelegt und die Teilnehmer werden mit Handschlag verabschiedet. Musik wird zur Wiedererkennung eingebunden. Immer mit dem gleichen Lied aufhören.

Dokumentationsbeispiele

Aktive Teilnahme
Frau W. setzte die Anleitung zu den einzelnen Übungen korrekt um.

Passive Teilnahme
Herr Z. beteiligte sich selbst nicht an den Übungen, kommentierte jedoch während der ganzen Einheit das Geschehen.

Ablehnung
Frau B. klagte heute über Schmerzen in den Schultern und lehnte alle Bewegungsübungen ab.

Ziele

- Erinnerungen aus dem Langzeitgedächtnis abrufen, dabei negative Erinnerungen verarbeiten und aus positiven Erinnerungen Identität, Kraft und Freude schöpfen
- Geistige Ressourcen erhalten
- Sinn und Wert des eigenen Lebens, Tuns und Seins erfahren

Gelegenheiten/Anlässe

- Gespräch über Ereignisse und Beschäftigungen aus der Biografie, z. B. mithilfe eines Erinnerungsalbums (→ Kap. 10)
- Lieder und Musik aus Kindheit, Jugend, Erwachsenenalter hören und selbst musizieren
- Beschäftigungen mit Biografiebezug, z. B.
  - Werken mit Ton, Holz, Metall, Pappe
  - Malen mit Stiften, Aquarellfarben
  - Textiles/künstlerisches Gestalten, Handarbeiten, Dekorieren
  - Gestalten mit Blumen, Blumenpflege
  - Haushaltstätigkeiten, z. B. Mahlzeit zubereiten (→ Kap. 20)
  - Schreibtischtätigkeiten (Post bearbeiten, Biefe schreiben)
  - Literatur, Erzählrunden, Zeitungsrunden (→ Kap. 38); fremdsprachliche Gesprächsrunden
  - Erinnerungsalbum herstellen (→ Kap. 10)
  - Vertraute Geräusche hören, z. B. Lieblingsmusik, Vögel
  - Vertraute Bilder anschauen, z. B. eigene Fotos, Kataloge
  - Vertraute Gerüche wahrnehmen, z. B. von Gewürzen, Blumen
  - Schaufenster ansehen, ggf. Einkäufe
  - Beschäftigung mit Puppen und Kuscheltieren
  - Beschäftigung mit geeigneten Tieren, z. B. Therapiehund
- 10-Minuten-Aktivierung (→ Kap. 1)

Unter **Demenz** versteht man den **Abbau geistiger (kognitiver) Fähigkeiten.** Kognitive Fähigkeiten umfassen das Wahrnehmen, Denken und Erkennen. Ursache können Erkrankungen des Gehirns sein. Je nachdem welcher Gehirnbezirk betroffen ist (Demenzform), zeigen sich unterschiedliche Symptome. Die **Alzheimer-Demenz** ist die häufigste Demenzform. Im Krankheitsverlauf sterben Gehirnzellen ab, die Verbindungen zwischen den Zellen gehen verloren, und das Gehirn schrumpft (→ Abb. 7.1).

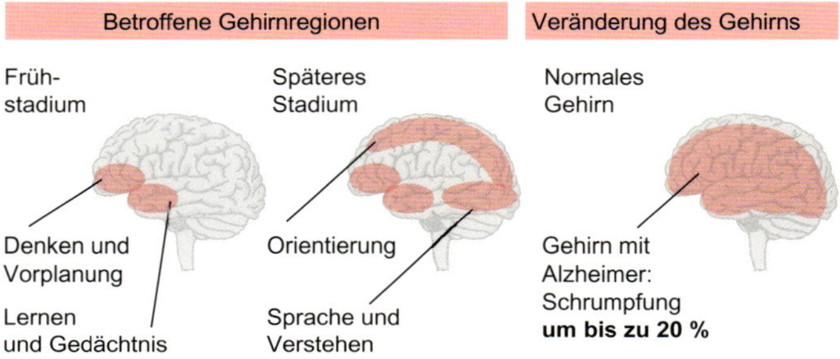

Abb. 7.1 Bei Alzheimer-Demenz betroffene Gehirnregionen [L138]

MERKE

Symptome und Beeinträchtigungen sind je nach Demenzform und Erkrankungsstadium individuell ausgeprägt.

An Demenz erkrankte Menschen betreuen (→ Tab. 7.1)

Krankheitszeichen und Beeinträchtigungen	Verhalten/Befinden des Betreuten (Beispiele)	Verhalten der Betreuungskraft (Beispiele)	Fähigkeiten und Wohbefinden fördern durch (Beispiele)
Erkennt Angehörige, Betreuer nicht mehr	Drückt Angst aus durch • ängstlichen Gesichtsausdruck • Weinen • Weglaufen	• Beim Namen nennen • Sich vorstellen • Zuwendung zeigen • Abwehrverhalten oder Wunsch nach Nähe erkennen, respektieren • Ggf. Nähe durch Handhalten etc. vermitteln	• Schlüsselreize wie Fotos von bekannten Personen, dem Betroffenen selbst und bekannten Situationen zeigen • Fotos miteinander aufhängen • Erinnerungsalbum (→ Kap. 10) anlegen
Orientierungsstörung: • Örtlich, zeitlich, zu Person und/oder Situation • Weiß nicht, wo er/sie sich befindet • Lebt in einer anderen Zeit	• Läuft ziellos umher • Möchte nach Hause	Ansprechen: • „Darf ich Sie ein Stück begleiten?" • „Nach getaner Arbeit ist der Feierabend doch der schönste Abend" • „Was möchten Sie denn am Feierabend unternehmen?"	Einzel- oder Gruppenangebot zur Feierabendbeschäftigung anbieten, z. B. • Skatrunde • Bastelkreis • Singkreis • Blumen pflegen etc.

Tab. 7.1 Umgang mit und Aktivierung von an Demenz erkrankten Menschen

Krankheitszeichen und Beeinträchtigungen	Verhalten/ Befinden des Betreuten (Beispiele)	Verhalten der Betreuungskraft (Beispiele)	Fähigkeiten und Wohbefinden fördern durch (Beispiele)
Vergesslichkeit	Fragt immer wieder dasselbe, z. B. „Wann gibt es Essen?“	Ansprechen: „Denkt die Naschkatze schon an die gute Suppe/Nachspeise/ Braten etc.?“	• Angebot, in der Kochgruppe mitzumachen • Fingerfood bereitstellen
Störendes Verhalten	Trommelt fortwährend laut auf den Tisch	Bestätigen: „Man muss auf den Tisch hauen, sonst hört einen ja niemand.“	Beschäftigung aus dem Bereich der Biografie: Impuls durch Material geben
Ungerechtfertigte Beschuldigung	„Du hast meine Geldbörse gestohlen!“	„Da wird man wütend. Was wollten Sie kaufen?“	Angebot, etwas Gewünschtes anzuschauen oder zu holen
Geistige Passivität	Sitzt teilnahmslos im Sessel, Bett etc.	• Medikamentennebenwirkung bei Pflegefachkraft erfragen • Ruhezeiten ermöglichen • Ruhebedürfnis respektieren	• Sinne anregen • Zum Mitmachen ermuntern • Biografiebezogene Angebote • Zum Gesprächskreis einladen • Spaziergang anbieten
Motorische Passivität	Bewegt sich verlangsamt oder gar nicht mehr	• Medikamentennebenwirkung erfragen • Nach Schmerzen oder Sturzereignis fragen, beobachten • Ruhebedürfnis respektieren	Biografiebezogene Beschäftigungsangebote, z. B. • Brett-, Kartenspiele, Ballspiele • Bewegungsübungen, Spaziergang • Modellieren

Tab. 7.1 Umgang mit und Aktivierung von an Demenz erkrankten Menschen *(Forts.)*

Krankheitszeichen und Beeinträchtigungen	Verhalten/ Befinden des Betreuten (Beispiele)	Verhalten der Betreuungskraft (Beispiele)	Fähigkeiten und Wohbefinden fördern durch (Beispiele)
Herausforderndes Verhalten, Aggression	Schlägt die Betreuungskraft grundlos, spuckt, schreit etc.	• Ausweichen, verstehend äußern: „Gell, man muss sich wehren" • Zuwendung zeigen • Gründe für Verhalten herausfinden z. B. – Hunger, Durst, Schmerz – Umgebung zu warm/kalt, zu laut, zu hell/ dunkel – Angst – Schlecht geschlafen – Unterforderung – Überforderung, Stress, Wut – Trauer, Verzweiflung – Medikamentennebenwirkung – Bevormundung – Wohnsituation	• Unterstützende Hilfe • Beschäftigung, bei der die Aggression abreagiert werden kann, z. B. – Gestalten mit Ton, Knetmasse – Kartons zerkleinern lassen Beruhigendes Angebot, z. B. – Aromatherapie – Sinne anregen – Musik – Malen • Entspannte Atmosphäre schaffen

Tab. 7.1 Umgang mit und Aktivierung von an Demenz erkrankten Menschen *(Forts.)*

Krankheitszeichen und Beeinträchtigungen	Verhalten/ Befinden des Betreuten (Beispiele)	Verhalten der Betreuungskraft (Beispiele)	Fähigkeiten und Wohbefinden fördern durch (Beispiele)
Optische Halluzinationen	Sieht für Dritte nicht wahrnehmbare Dinge, Personen, Situationen, z. B. bedrohende oder angenehme Person	• Gesehenes ernst nehmen, damit verbundene Gefühle herausfinden	Ausdrücken der Gefühle zulassen, z. B. durch geeignetes Umgebungs- oder Beschäftigungsangebot: • Vorlesen • Musik hören
Akustische Halluzinationen	Hört für Dritte nicht wahrnehmbare Dinge, Personen, Situationen, z. B. Sirenen, Bombenalarm	• Gehörte Geräusche ernst nehmen, damit verbundene Gefühle herausfinden	• Ausdrücken der Gefühle und der wahrgenommenen Geräusche zulassen • Falls möglich, zu realen Geräuschen, z. B. Vögel, Wasser, hinführen
Haptische (tastsinn-/ berührungsbezogene) Halluzinationen	Empfindet nicht vorhandene Berührungen, z. B. Vergewaltigung	Empfindungen ernst nehmen	Angebote mit positiven Berührungsreizen, z. B. Wasser, Fell, Schüssel mit Hirse, Sand, Mohn, Sinnesparcours
Geruchs-/ Geschmackshalluzinationen	Nimmt nicht vorhandene Gerüche und Geschmäcker wahr, z. B. Gasgerüche, Geschmack von Giften	Empfundene Gerüche ernst nehmen, damit verbundene Gefühle herausfinden	• Gefühle zulassen, bestätigen • Angenehme, erwünschte Wahrnehmungen erfragen, anbieten

Tab. 7.1 Umgang mit und Aktivierung von an Demenz erkrankten Menschen *(Forts.)*

Ziele

- Kommunikation erweitern
- Lebenslanges Lernen praktizieren
- Sozialkontakte aufrechterhalten, neue Kontakte knüpfen
- Erinnerungen wecken und aufrechterhalten
- Informationen einholen, z. B. Leistungen der Kranken-, Pflegekasse, Hilfsmittel
- Teilhabe am Geschehen im näheren und weiteren Umfeld
- Gedächtnisleistungen und Geschicklichkeit aufrechterhalten und fördern
- Sicherheit erhöhen
- Alltag organisieren/unterstützen
- Behinderungen kompensieren

Möglichkeiten

- Über soziale Medien oder per Videokonferenz mit Menschen sprechen, singen, spielen (z.B. Karten oder Brettspiele) und die Menschen dabei sehen und hören (ggf. Lautstärke regeln)
- Mittels Spielkonsole spielen, sich dabei bewegen (z.B. Kegeln)
- Alltag von zu Hause aus organisieren (z.B. Einkaufsdienst, Handwerker, Termine mit Arzt, Pflegedienst, Physiotherapie, Ergotherapie, Haushaltshilfe, Krankenkasse, Ämtern)
- Filme und Bilder ansehen (eigene, über Messengerdienste, digitales Fernsehen, Abonnements, z.B. Instagram)
- Bücher lesen mit E-Book-Reader (Schriftgröße einstellen)
- Zeitung online lesen (Smartphone, PC, Tablet, Beamer)
- Online einkaufen (Online-Shopping)
- Bankgeschäfte erledigen (Online-Banking)
- An Veranstaltungen oder Konzerten per Livestream teilnehmen

- Informationen suchen und finden je nach Interesse (z.B. über Maler, Schriftsteller, Länder, Ereignisse, Musik, Länder etc.)
- Liedertexte und Noten suchen und finden
- Gruß- und Glückwunschkarten schreiben und empfangen
- Gedächtnistraining

Voraussetzungen

- Internetanschluss (stationär und/oder mobil)
- Smartphone, Tablet, Laptop (ggf. mit Verbindung zu größerem Bildschirm), Desktop
- Geeignete Programme und Apps (z.B. für Spiele, Instrumente, Lieder, Musik, Filme, zum Bestimmen von Vogelstimen etc.)
- Beamer und Leinwand für Gruppen und Veranstaltungen
- Spielkonsole, Bildschirm mit erforderlichem Zubehör
- Kopfhörer, Sprachassistenten wie „Alexa" oder „Cortana", VR-Brille für virtuelle Welten
- Kenntnissse und Unterstützung bei Installation und Bedienung

MERKE

Das Verwenden und Weiterleiten von Daten, Bildern und Fotos unterliegen dem **Datenschutz und bedürfen zur Nutzung und Versendung der Einwilligung der Urheber und der abgebildeten Menschen**.
Betreuungskräfte und Angehörige anderer Berufe unterliegen der **gesetzlichen Schweigepflicht § 203 StGB**. Geschützt sind insbesondere private Geheimnisse wie medizinische Diagnosen, Gesundheitszustand. Wer als Betreuungskraft unbefugt ein fremdes Geheimnis, namentlich ein zum persönlichen Lebensbereich gehörendes Geheimnis eines zu betreuenden Menschen oder ein Betriebs- oder Geschäftsgeheimnis offenbart, kann mit Geld- oder Gefängnisstrafe bestraft werden.

Vorbereiten und durchführen (→ Tab. 8.1)

Vorstellung des Angebots/ Vorbereitung	Die Berichte in der Lokalzeitung über das aktuelle Geschehen im Ort werden gemeinsam gelesen und diskutiert. Herr B. äußert Interesse an der Teilnahme an dieser Videokonferenz
Durchführung	Kurz vor Beginn unterstützt die Betreuungskraft Herrn B. beim Öffnen des Programms und beim Einwählen in die Veranstaltung und überprüft die Funktion von Kamera und Mikrofon an Herrn B.s Laptop

Tab. 8.1 Unterstützen bei der Teilnahme an einer Online-Zeitungsrunde

Dokumentationsbeispiel

Herr K. stellte mithilfe der Betreuungskraft Frau Z. um 18:00 Uhr den Kontakt zum Livestream der Bürgerversammlung her. Er verfolgte diese bis 20:00 Uhr. Er erklärt sich bereit, über den Verlauf und die Inhalte bei der kommenden Zeitungsrunde zu berichten.

Zweck

- Informationsquelle für Betreuungskräfte, Pflegende und Ärzte
- Kontinuität und Transparenz von Betreuung und Pflege
- Abrechnungsgrundlage in der ambulanten Betreuung und Pflege
- Rechtlicher Nachweis, z. B. korrektes Handeln, Sturzursache (→ Kap. 32), Verletzungen (→ Kap. 35), problematische Situationen (→ Kap. 17), Notfall, Medikamentenwirkungen

Bestandteile

- **Stammblatt** mit personenbezogenen Daten des Bewohners, z. B. Vorname, Name, Geburtsdatum, Familienstand
- **Biografieblatt/individuelle Lebensgeschichte**
- **Anamnesebogen/strukturierte Informationssammlung (SIS),** um die Situation des pflegebedürftigen Menschen zu erfassen
- **Pflege- und Betreuungsplan, z. B. als strukturierter Tagesplan**
- **Durchführungskontrollblatt**
- **Pflegeberichtsblatt,** z. B. um Veränderungen des Gesundheitszustands zu dokumentieren
- **Betreuungsbericht** (separat oder in den Pflegebericht integriert), z. B. um Besonderheiten während der Betreuung zu dokumentieren (→ Kap. 4)
- **Zusätzliche Formulare,** z. B. Trinkprotokoll

MERKE

Außergewöhnliche Ereignisse bei der Betreuung, z. B. herausforderndes Verhalten oder kritische Situationen, sowie die entsprechende Betreuungsmaßnahme müssen an die **verantwortliche Pflegefachkraft** weitergeleitet und auf dem **Pflegesberichtsblatt** vermerkt werden. Entsprechend der Dokumentation auf Papier wird zunehmend mittels elektronischer Datenverarbeitung dokumentiert (EDV).

Ein Erinnerungsalbum kann allein oder gemeinsam mit dem zu betreuenden Menschen angefertigt oder auch käuflich erworben werden. Darin werden Bilder und Texte mithilfe der Erinnerungen des Betreffenden eingefügt.

Ziele

- Erinnerungen aus dem Langzeitgedächtnis abrufen und damit geistige Ressourcen erhalten
- Sichtbar machen, was im Leben erreicht wurde, und damit Sinn und Wert des eigenen Lebens, Tuns und Seins erfahren
- Aus positiven Erinnerungen Identität, Kraft und Freude schöpfen
- Negative Erinnerungen verarbeiten

Gelegenheiten/Anlässe

- Im Rahmen eines Gesprächs über Ereignisse und Beschäftigung mit der Lebensgeschichte (Biografie)
- Im Rahmen einer 10-Minuten-Aktivierung (→ Kap. 1)
- Im Rahmen einer betreuten Gestaltung des Albums

Inhalte und Bilder (Beispiele/Vorschläge, → Abb. 10.1)

- Name, Geburtsdatum, -ort, Eltern, Geschwister, Kinder, Verwandte, Freunde
- Bilder vom ersten Schultag, Geburtstagen, des Vereins, der Hochzeit, Ereignissen, an die sich der Betroffene gerne erinnert, dem Haustier etc., aber auch Zeitungsausschnitte mit wichtigen Orten und Ereignissen
- Fotoserie, die Personen in verschiedenen Altersstufen zeigt
- Fotoserien zum Thema Wohnen, Reisen, Hobbys

- Geschichte(n) aus dem Leben
- Lieblingsgedicht(e)

MERKE

Die Gestaltung (Daten, Bilder und Texte) erfolgt grundsätzlich auf Wunsch und mit Einverständnis des betreuten Menschen.

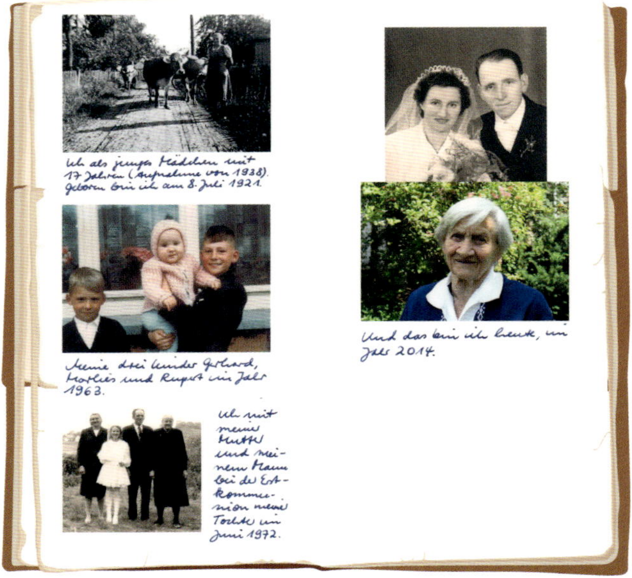

Abb. 10.1 Beispiel für die Gestaltung einer Seite des Erinnerungsalbums [O927]

Desorientiertheit und Verwirrtheit können auch Zeichen eines **Flüssigkeitsmangels** sein. Bei Flüssigkeitsmangel verdickt sich das Blut. Dies ist besonders bei Herzproblemen, Gefäßveränderungen, Stoffwechselerkrankungen oder einem hohen Schlaganfallrisiko gefährlich.

Täglicher Flüssigkeitsbedarf

- Erwachsene Menschen sollen mindestens 1–1½ l Flüssigkeit in Form von Getränken z. B. Wasser oder Tee zu sich nehmen.
- Bei Hitze, starkem Schwitzen oder Fieber entsprechend mehr.

Getränke bereithalten und anbieten

- Bei jeder Betreuungsmaßnahme Tee, Mineralwasser und Wunschgetränke und eine ausreichende Anzahl von Trinkgefäßen (Trinkbecher mit Deckel und evtl. mit Strohhalm) bereithalten
- Flüssigkeit immer wieder anbieten, zum Trinken ermuntern

MERKE

Wurde in der Dokumentation der betreuten Person ein Trinkprotokoll angelegt, muss die während der Betreuung getrunkene Menge dort eingetragen werden (→ Abb. 11.1).

Einfuhr-/Trinkprotokoll

Name, Vorname: ________ Geburtsdatum: ________ Blatt-Nr. ____

Erforderliche Flüssigkeitszufuhr: ________ ml/24 Std. Datum: ________

Fassungsvermögen der Trinkgefäße in ml
Tasse:
Glas:
Becher:

Bevorzugte Getränke:
- o Kaffee
- o Tee
- o Mineralwasser still
- o Mineralwasser medium
- o Schorle
- o Saft

Zeit	Einfuhr ml	Getränk	Hdz.	Ausfuhr ml

Abb. 11.1 Beispiel für Trinkprotokoll [L143]

Der Frühling ist die Jahreszeit der erwachenden und sprießenden Natur. Feste wie Ostern, Maianfang und Pfingsten werden gefeiert.

Ziele

- Visuelle (Sehen) und taktile (Tasten) Wahrnehmung stimulieren
- Grob- und Feinmotorik erhalten/fördern
- Kommunikation anregen, Gemeinschaftsgefühl fördern

Vorbereiten und durchführen (→ Tab. 12.1)

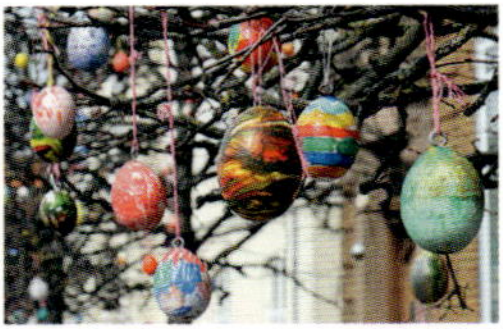	Das Färben oder Bemalen von Ostereiern ist eine weit verbreitete Tradition und bietet dadurch viel Gesprächsstoff.
Ostereier färben	
Material	• Frische Hühnereier • Eierfärbemittel • Topf oder Eierkocher, leere Eierkartons zum Trocknen der bemalten Eier • Behälter für Farben
Durchführung	• Eier hart kochen und anschließend mit kaltem Wasser abschrecken • Farbbad nach Gebrauchsanweisung herstellen • Eier so lange in die Lösung legen, bis die gewünschte Farbintensität erreicht ist • Gefärbte Eier mit Öl einreiben, damit sie glänzen

Tab. 12.1 Beispiele für Frühlingsangebote [J787]

Ostereier bemalen	
Material	• Eier aus Kunststoff oder ausgeblasene Hühnereier • Eiermalstifte • Eiermalgerät oder Holzstäbchen • Wenn Holzstäbchen verwendet werden, wird ein Blumentopf mit Steckschwamm benötigt
Durchführung	• Die Eier werden in das Gerät eingespannt oder auf den Holzspieß gesteckt • Alle Teilnehmer bemalen die Eier in verschiedenen Farben und lassen sie trocknen • Die Teilnehmer stellen die Eier selbst zu einer Dekoration zusammen

Tab. 12.1 Beispiele für Frühlingsangebote *(Forts.)*

Dokumentationsbeispiele

Aktive Teilnahme

Frau W. war mit Spaß dabei und hat 15 Ostereier bemalt.

Passive Teilnahme

Frau A. beteiligte sich selbst nicht am Färben der Ostereier, erzählte jedoch viel von früher über das Dekorieren während der Osterzeit.

Ablehnung

Frau C. schimpfte über die Hintergrundmusik, wollte sich auch nicht am Ostereierbemalen beteiligen und wurde schon nach 30 Minuten aufgrund ihrer Unruhe zurück zum Wohnbereich gebracht.

Holz war und ist ein Werkstoff, der früher wie heute vielfältig genutzt wurde und wird. Viele Senioren, insbesondere Männer, haben in ihrem Leben mit Holz gearbeitet, z.B. als Holzfäller, Schreiner, Zimmermann, Holzschnitzer, Heimwerker und Bastler.
Frisches Holz und neue Naturholzmöbel verbreiten einen eigenen würzigen Holzgeruch. Ein besonderer Duft geht von einem frischen Adventskranz oder einem frisch geschlagenen Weihnachtsbaum aus.

MERKE

Ein Lagerfeuer mit Holz war der Höhepunkt eines Jugendzeltlagers, von dem viele alte Menschen berichten können.
In vielen Häusern gab es eine Wiege aus Holz. Oft wurde diese von den Vätern gezimmert.
Ein Schaukelpferd aus Holz war der Traum vieler Kinder.

Ziele

- Erinnerung an Arbeiten mit Holz in der Kindheit/Jugendzeit, z.B. mit Bauklötzchen/Holzpielzeug spielen, Holzfiguren schnitzen, Brennholz sammeln
- Geruchssinn stimulieren durch Holzgerüche
- Tastsinn stimulieren durch Ertasten von verschiedenen Holzteilen, Sägemehl, Sägespänen
- Erinnerung an gemeinsames Singen

Vorbereiten und durchführen (→ Tab. 13.1)

<table>
<tr><td>Material
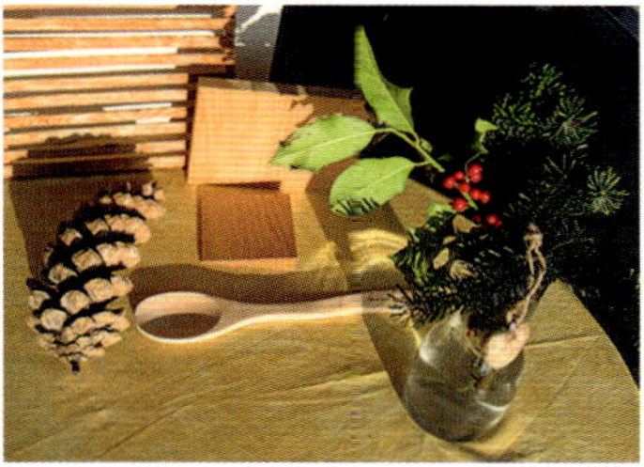</td><td colspan="2">• Frische Tannenzweige, Zirbenholzsäckchen, Holzstückchen, Holzscheite, Tannenzapfen
• Küchengeräte aus Holz, Holzspielzeug, Axt, Säge, Hobel, Schnitzmesser
• Sägemehl, Sägespäne, Sandpapier, Bilder von Maibaum oder Holzstapel etc.</td></tr>
<tr><td>Durchführung</td><td colspan="2">Einstieg
Lied: „Wir sind die lustigen Holzhackerbuam“
• Wer kennt das Lied? In welcher Version?
• Evtl. zusammen singen
Hauptteil
• Gegenstände aus Holz (siehe Material) herumgehen lassen
• Anregungsfragen:
– „Haben Sie als Kind mit Holz oder Spielzeug aus Holz gespielt, z. B. mit Bauklötzchen?“
– „Woran erinnern Sie sich, wenn Sie Holz oder Werkzeuge zur Holzbearbeitung sehen?“
– „Hatten Sie beruflich mit Holz zu tun?“
– „Haben Sie als Heimwerker mit Holz gearbeitet oder Dinge hergestellt, z. B. Zaun, Wiege, Puppenwagen, Gebrauchsgegenstände, Figuren?“
– „Haben Sie sich schon einmal beim Umgang mit Holz verletzt?“</td></tr>
</table>

Tab. 13.1 Ablauf einer Gesprächsrunde zum Thema Holz [M992]

	– „Was muss man beachten, um Verletzungen beim Arbeiten mit Holz vorzubeugen?“ • „Erinnern Sie sich an eine lustige Geschichte? Z. B. an die Geschichte von der Frau, die ihrem Mann mit dem Nudelholz droht, wenn er betrunken nach Hause kommt.“ • Evtl. Bewegungsspiel mit gehobelten Holzteilen im Sitzen **Schluss** Lied: z. B. „Dort nied'n in jenem Holze“

Tab. 13.1 Ablauf einer Gesprächsrunde zum Thema Holz *(Forts.)*

Dokumentationsbeispiele

Aktive Teilnahme

Herr K. nahm an der Aktivierung zum Thema Holz aktiv teil. Er erzählte viel von den Lagerfeuererlebnissen in der Jugend. Wie Holz gesammelt und zum Feuermachen aufgeschichtet wurde, und wie das Lagerfeuer knisterte und dabei gesungen wurde.
Frau H. beteiligte sich rege, indem sie vom Fleischklopfen und dem Ausrollen des Nudelteigs erzählte.

Passive Teilnahme

Frau G. hörte aufmerksam zu, beteiligte sich jedoch nicht am Gespräch. Bei der Geschichte mit dem Nudelholz lachte sie verschmitzt und nickte zustimmend mit dem Kopf.

Religion und Glaube spielen bei Senioren, die dadurch meist in der Kindheit geprägt wurden, noch eine große Rolle. Bis ins Alter kümmern sich die Kirchengemeinden z. B. im Rahmen von Seniorencafés um das Wohlergehen ihrer Gemeindemitglieder. Frauen haben in der Regel deutlich mehr Interesse an der Kirche als Männer.

Ziel

Erinnerung an Gottesdienste, Kirche.

Vorbereiten und durchführen (→ Tab. 14.1)

Material 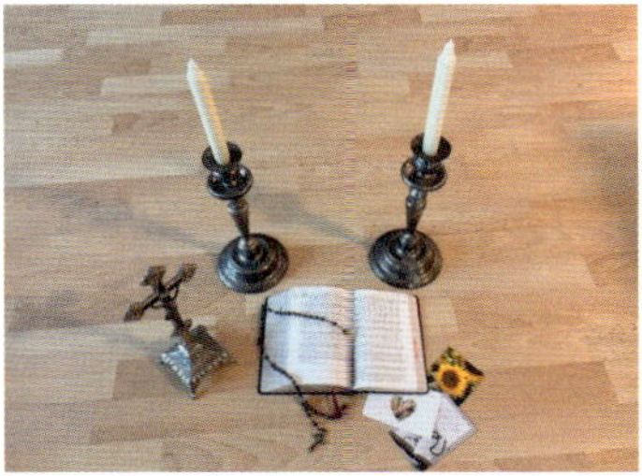	Kreuz, Gebetsbuch, Kerze, Liedertexte, Bilder, Weihwasser, Rosenkranz
Durchführung	**Einstieg** Lied: Danke für diesen guten Morgen Danke für diesen guten Morgen, danke für jeden neuen Tag. Danke, dass ich all meine Sorgen auf dich werfen mag. Danke für alle guten Freunde, danke, o Herr, für jedermann. Danke, wenn auch dem größten Feinde ich verzeihen kann.

Tab. 14.1 Ablauf einer Gesprächsrunde zum Thema Kirche [O927]

	Hauptteil • Sakrale Gegenstände herumgehen lassen • Anregungsfragen: – „Erinnern Sie sich an Kirchenlieder?“ – „Möchten Sie, dass wir gemeinsam ein Kirchenlied singen?“ – „Können Sie Gebete auswendig? Welche?“ – „Gingen Sie als Kind/Jugendlicher/Erwachsener regelmäßig zur Kirche?“ – „Haben Sie beim Kirchgang besondere Kleidung getragen?“ – „Erinnern Sie sich an Ihre Erstkommunion/Konfirmation? Erinnern Sie sich an das Fest, gab es Geschenke?“ – „Welcher kirchliche Festtag war Ihnen wichtig?“ – „Können Sie sich an den Religionsunterricht in der Schule erinnern?“ – „Kennen Sie bekannte Wallfahrtsorte?“ – „Welche bekannten Kirchen fallen Ihnen ein?“ **Schluss** Gebet: „Vaterunser“ (→ Kap. 22)

Tab. 14.1 Ablauf einer Gesprächsrunde zum Thema Kirche *(Forts.)*

Dokumentationsbeispiele

Aktive Teilnahme

Frau P. nahm an der Aktivierung zum Thema Kirche aktiv teil. Sie erzählte viel aus ihrer Kirchengemeinde, in der sie sogar bis kurz vor dem Einzug ins Heim aktiv war.

Passive Teilnahme

Herr M. saß mit dabei, beteiligte sich jedoch nicht am Gespräch. Als allerdings die Gegenstände wie Kreuz und Rosenkranz in der Runde weitergereicht wurden, betrachtete er sie eingehend.

Senioren spielten als Kinder sehr viel draußen. Dabei waren Landkinder klar im Vorteil, da sie mehr Platz zum Spielen hatten. Stadtkinder mussten sich in die engen Hinterhöfe der Mietskasernen in den größeren Städten zurückziehen oder spielten auf der Straße. Häufig wurden Gemeinschaftsspiele wie Fangen, Verstecken und Spiele, für die kein Material notwendig war, wie „Räuber und Gendarm“ oder „Kaiser, wie viele Schritte darf ich gehen?“ gespielt.

MERKE

Ein besonderes Spielzeug war der Ball. Um das Jahr 1938 kostete ein Ball rund 50 Pfennig. Dies war damals eine Menge Geld, und nicht jedes Kind besaß einen Ball.

Ziel

Erinnerung an die Spiele in der Kindheit/Jugendzeit.

Vorbereiten und durchführen (→ Tab. 15.1)

Material 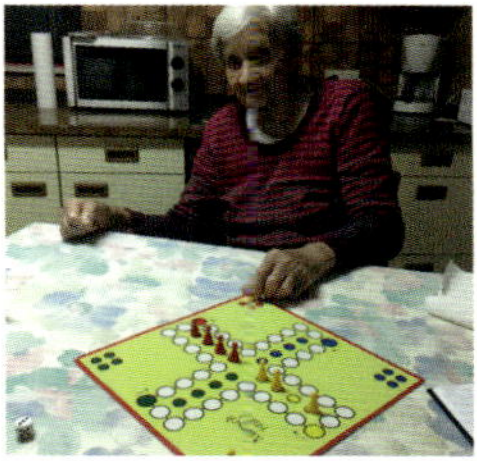	Spielzeug wie Ball, Kreisel, Puppen, aber auch Abzählreime und Brettspiele wie „Halma“, „Mensch ärgere Dich nicht“

Tab. 15.1 Ablauf einer Gesprächsrunde zum Thema Spielzeug [O927]

Durchführung	**Einstieg** Abzählreim „1, 2, 3, 4, 5, 6, 7, eine alte Frau kocht Rüben, eine alte Frau kocht Speck, und du bist weg". **Hauptteil** • Spielzeug herumgehen lassen • Anregungsfragen: – „Erinnern Sie sich an andere Abzählreime?" – „Welches Spielzeug kennen Sie?" – „Hatten Sie Zeit zum Spielen?" – „Was und womit spielten Sie am liebsten?" – „Hatten Sie einen Ball?" – „Erinnern Sie sich an eine lustige Geschichte?" – „Gab es Spiele, die Sie mit Ihren Eltern spielten?" **Schluss** Ballrunde mit Nennung des Lieblingsspiels

Tab. 15.1 Ablauf einer Gesprächsrunde zum Thema Spielzeug *(Forts.)*

Dokumentationsbeispiele

Aktive Teilnahme

Herr H. nahm an der Aktivierung zum Thema Spielzeug aktiv teil. Er erzählte viel aus der, wie er nie selbst nannte, unbeschwerten Kindheit trotz Nachkriegszeit. Er lebte in einem kleinen Dorf, und seine gesamte Kindheit verbrachte er mit Freunden beim Spielen auf der Straße.

Passive Teilnahme

Frau G. saß dabei, beteiligte sich jedoch nicht am Gespräch. Als allerdings Gegenstände wie Ball und Kreisel durchgereicht wurden, betrachtete sie diese sehr eingehend mit einem kleinen Lächeln.

Ziel

Das Hauptziel von Massagen ist die Wahrnehmung von angenehmer Berührung und Entspannnung.
Diese Einzelmaßnahme kann angeboten werden, wenn der betreuungsbedürftige Mensch sein Bett nicht mehr verlassen will oder kann und eine Entspannung sinnvoll erscheint, z. B. bei starken Schmerzen oder anders bedingter starker Anspannung.

MERKE

Massagen erfolgen nur nach Rücksprache und dem Einverständnis des betroffenen Menschen und der zuständigen Pflegefachkraft.
Wichtig ist, dass die Betreuungskraft und der Massageempfänger eine entspannte Haltung einnehmen. Spannungen der Betreuungskraft können sich auf den Massageempfänger übertragen, die entspannende Wirkung kann dann nicht eintreten.

Vorbereiten

Wenn etwas mehr Zeit für die **Handmassage** zur Verfügung steht, sollten die Hände des Massageempfängers vor der Massage 5–10 Minuten in warmem Wasser baden. Dadurch werden Muskeln, Sehnen und Tastkörperchen (Rezeptoren) der Hände erwärmt und die Hände gelockert. Wenn der Massageempfänger die Handmassage bereits kennt und annimmt, kann die entspannende Wirkung durch leise, entspannende Hintergrundmusik, Duftkerzen und gedämpftes Licht verstärkt werden.

Material mit dem Massageempfänger abstimmen:

- Ein großes Handtuch oder zwei kleine Handtücher
- Massageöl ohne Zusatz von Duftstoffen
- Evtl. Entspannungsmusik

Durchführen

- Zu Beginn legt die Betreuungskraft ein Handtuch unter die Hand des Massageempfängers.
- Die Betreuungskraft prüft, ob ihre eigenen Hände warm sind (ggf. anwärmen) und ausreichend Massageöl oder Creme bereitsteht.
- In eine der beiden Hände der zu massierenden Person ausreichend Massageöl oder Creme geben. Diese Hand mit der Handfläche nach oben in die eigene linke Hand legen und nun mit der rechten Hand in sanften Bewegungen das Öl über die Hand verteilen, indem von den Fingerspitzen zur Handwurzel und mit dem Daumen quer über das Handgelenk gestrichen wird (→ Abb. 16.1 a).
- Mit beiden Daumen unter sanftem Druck langsam kreisend über die gesamte Handfläche von den Fingerspitzen bis zur Handwurzel und zurück massieren. Den Vorgang mehrmals wiederholen (→ Abb. 16.1 b).
- Bei der anschließenden Fingermassage, bei der die Handfläche nach unten zeigt, wird das Handgelenk umfasst. Jeder Finger, beginnend beim Daumen, wird mit dem eigenen Daumen und Zeigefinger in sanften Kreisbewegungen vom Grundgelenk zur Fingerspitze massiert (→ Abb. 16.1 c). Mit allen Fingern so verfahren. Als Abschluss am Ende sanft über den gesamten Handrücken streichen.
- Es folgt eine erneute Massage der ganzen Hand. Die Handinnenfläche des Massageempfängers zeigt dabei nach unten. Die Betreuungskraft legt die Handballen beider Hände auf dessen Handrücken. Sie arbeitet sich nun mit kreisenden Bewegungen zum Handgelenk vor und bewegt ihre Hände genauso zurück. Dieser Vorgang wird mehrmals wiederholt.
- Fingervertiefungen ausstreichen: Die Betreuungskraft hält dabei mit einer Hand das Handgelenk des Massageempfängers. Sie fährt

nun mit Daumen und Zeigefinger mit festen Strichen vom Ansatz des Handgelenks zur Hautfalte zwischen den Fingern hinauf und drückt vorsichtig mit einem Finger die Vertiefungen ein. Anschließend wiederholt sie das sanfte Ausstreichen der Hand.

- Es folgt das Ziehen der Finger. Hierzu umschließt die Betreuungskraft die zu massierenden Finger des Massageempfängers vollständig mit ihrer Hand und zieht sie sanft über die gesamte Länge bis zu den Fingerspitzen.
- Zum Abschluss der Handmassage streicht die Betreuungskraft einige Male sanft über die Hand des Massageempfängers (→ Abb. 16.1 d).

Wenn die Hand massiert ist (nach etwa 5–10 Minuten), wird zum Warmhalten ein Handtuch um sie gewickelt. Nun beginnt die Massage der anderen Hand. Nach der Massage wird auch diese Hand in ein Handtuch gewickelt, und beide Hände bleiben noch für ca. 15–20 Minuten so eingepackt, um sie warmzuhalten.

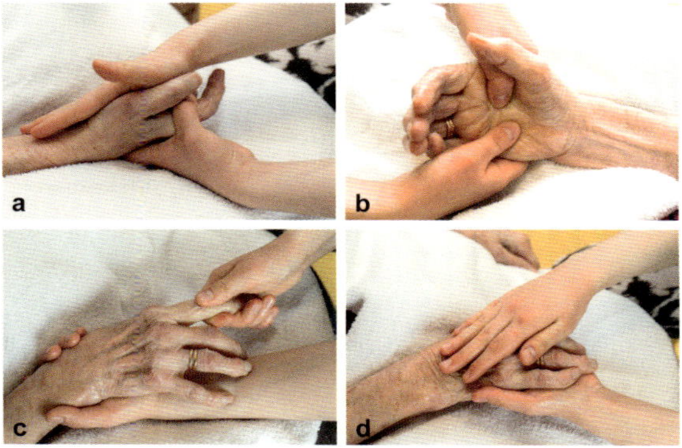

Abb. 16.1 Die einzelnen Schritte einer Handmassage [K157]

Definition

Verhalten, das für die Mitmenschen problematische Situationen verursacht und von diesen als Herausforderung erlebt wird.

Symptome

- Scheinbar grundloses Klopfen, Schreien, Beschimpfen, Betätigen der Rufanlage
- Spucken, Übergriffe wie Kratzen, Beißen, Schlagen, Verletzen mit Gegenständen
- Beschädigendes oder zerstörendes Verhalten durch Zerreißen, Zertreten von Gegenständen, sexuelle Fantasien und Übergriffe
- Teilnahmslosigkeit und Rückzugsverhalten
- Verweigerung von z. B. Nahrung
- Selbstgefährdung, z. B. durch Selbstverletzungen, Sammeln von Medikamenten

Ursachen

- Veränderte Umgebung, Geräusche, Licht, Raumtemperatur, Anwesenheit von anderen Menschen
- Angst, Hunger, Wut, Trauer, Hilflosigkeit, Machtlosigkeit
- Reizarmut, unerfüllte Bedürnisse
- Gehirnerkrankungen, z. B. Demenz (→ Kap. 7)
- Störungen oder Verlust von Orientierung, Gedächtnis oder Merkfähigkeit, Sinnesfunktionen, Verlust von Gegenständen, Menschen
- Gesundheitsbedingte Störungen, z. B. Schmerzen, Inkontinenz, veränderter Allgemeinzustand, Schlafstörungen, verminderter oder verstärkter Antrieb

- Psychische Erkrankungen, Veränderungen des Erlebens oder der Persönlichkeit
- Behinderungen und/oder Einschränkungen in den Lebensaktivitäten

Soziale Betreuung

- Verstehen, warum sich der Mensch in der beobachteten Weise verhält
- Validierende Haltung (→ Kap. 33) einnehmen
- Verständnis für das Verhalten im Zusammenhang mit den möglichen Ursachen zeigen
- Ursachen, wenn möglich, mindern oder beseitigen
- Biografieorientierte Gespräche und Beschäftigung (→ Kap. 6) anbieten
- Identität duch Erinnerungspflege stärken
- Je nach Ursache Maßnahmen der Basalen Stimulation® (→ Kap. 28) anbieten

MERKE

Jedes Verhalten hat Gründe: Es gilt, die Gründe für herausforderndes Verhalten herauszufinden und, falls möglich, zu beseitigen.

Der Herbst ist die Übergangszeit zwischen Sommer und Winter und die Jahreszeit der Ernte und des Blätterfalls.

Ziele

- Visuelle (Sehen) und taktile (Tasten) Wahrnehmung stimulieren
- Grob- und Feinmotorik erhalten/fördern
- Kommunikation in der Gruppe anregen, Gemeinschaftsgefühl fördern

Vorbereiten und durchführen (→ Tab. 18.1)

Herbstkränze und -gestecke	
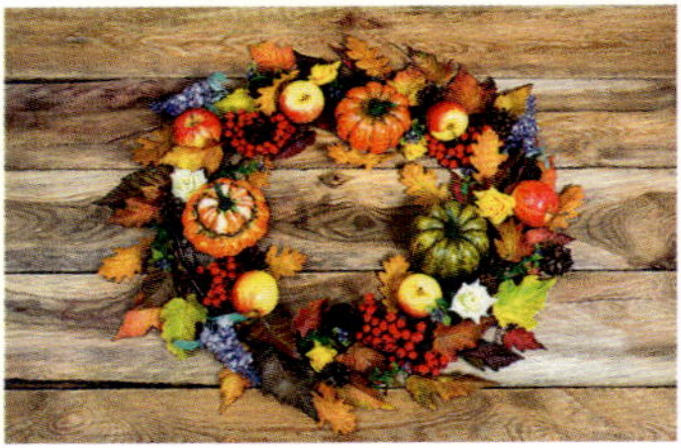	Mit getrockneten Blumen, Früchten und Blättern lassen sich schöne Türkränze oder Gestecke herstellen.
Material	• Stroh- oder Styroporkranz • Gräser, Beerenzweige, Trockenblumen, Blattwerk, z. B. Buchsbaumzweige • Bast, Blumendraht, Zange, bunte Schleifen
Durchführung	• Kranz mit Blattwerk umwinden (evtl. im Vorfeld schon erledigen) • Dekomaterial mit Blumendraht zusammenbinden und Kranz damit dekorieren oder zum Gesteck arrangieren • Fertigen Kranz mit Schleife dekorieren, evtl. aufhängen

Tab. 18.1 Beispiel für ein Herbstangebot [J787]

Dokumentationsbeispiele

Aktive Teilnahme

Frau N. hatte große Mühe mit der Feinmotorik beim Umgang mit dem Blattwerk, trotzdem wollte sie den Kranz unbedingt selbst mit Blattwerk umwickeln und keinen vorbereiteten Kranz verwenden. Das Dekorieren des Kranzes mit den vorbereiteten Dekomaterialien im Anschluss klappte ohne größere Hilfe. Es hat ihr sichtlich Spaß gemacht.

Passive Teilnahme

Frau W. beteiligte sich selbst nicht am Erstellen der Türkränze, erzählte jedoch viel von früher über die Dekoration zu Erntedank.
Herr B. saß dabei, schaute zu und hatte einen entspannten Gesichtsausdruck.

Ablehnung

Frau T. schimpfte lautstark über die die gesamte Aktivität, das Verschwenden von Naturmaterialien und auf die gute Stimmung der ganzen Gruppe.

Das Infektionsschutzgesetz wurde 2020 aufgrund der SARS-CoV-2-Pandemie erweitert u. a. um § 28a Besondere Schutzmaßnahmen zur Verhinderung der Verbreitung der Coronavirus-Krankheit-2019 (Covid-19).

Maßnahmen

Infektionen können, wo dies möglich ist, durch Verringern oder Ausschließen der begünstigenden Faktoren vermieden werden, z. B.:

- Gesunde Menschen möglichst nicht mit infektionskranken Menschen zusammenbringen
- Räume vor Betreuungsmaßnahmen gut lüften und angenehm temperieren
- Persönliche Hygiene der Betreuungskraft:
  - Haare zusammenbinden, kurze Fingernägel, kein Schmuck
  - Handpflege, um die Haut intakt zu halten. Hautschäden weisen eine verstärkte Keimbesiedlung auf und verursachen Schmerzen bei der Händedesinfektion
  - Hände waschen vor dem Kontakt mit Lebensmitteln und nach dem Toilettengang
  - Schutzhandschuhe tragen bei voraussehbarem Kontakt mit Ausscheidungen
  - Händedesinfektion gemäß Herstellerinformation zum Händedesinfektionsmittel nach versehentlichem Kontakt mit Ausscheidungen
- Tragen von Schutzkleidung bei unterschiedlichen Aufgaben, z. B. Schürze bei gemeinsamer Nahrungszubereitung
- Tragen von Mund-Nasen-Schutz oder FFP2-Maske bei Erregern, die über Tröpfcheninfektion übertragen werden

Ziele

In Form eines Einzel- oder Gruppenangebots ist diese Maßnahme geeignet, um

- Einnerungen auszutauschen und vorhandene Fähigkeiten zu fördern,
- die Beweglichkeit und motorische Fähigkeiten zu fördern,
- die visuelle (Sehen), taktile (Tasten) und gustatorische (Schmecken) Wahrnehmung zu stimulieren,
- Kommunikation anzuregen, Angenommensein, Freude, Selbstvertrauen, Selbstbewusstein und Erfolg zu vermitteln.

Vorbereiten

- Mit den Teilnehmern gemeinsam überlegen, welches Gericht zubereitet werden soll und nach welchem Rezept. Hierzu können Teilnehmer Rezepte vorschlagen oder es werden bebilderte Kochanleitungen verwendet.
- Information über evtl. Nahrungsmittelunverträglichkeiten der Teilnehmer einholen.
- Falls möglich, Zutaten gemeinsam einkaufen.
- Leicht verderbliche Lebensmittel kühlen, Kühlkette einhalten.
- Gemeinsam Zutaten bereitstellen.
- Absprache: Wer möchte und kann was tun, wobei soll die Betreuungskraft unterstützen?
- Vor Beginn Hände waschen bzw. desinfizieren, Schürze und evtl. Haarschutz anlegen.
- Saubere Geschirrtücher und Küchenkrepp bereitlegen, Pflaster bereithalten.
- Tisch gemeinsam ansprechend decken.
- Begleitende Getränke bereitstellen und anbieten.

MERKE

Jede Mahlzeit soll ein Fest für alle Sinne sein durch
- gemeinsames Tischdecken und Tischschmücken,
- den Geruch der frischen Lebensmittel,
- den Geruch der garenden Speisen aus Backofen, Pfanne oder Topf.

Durchführen

- Anleiten der Teilnehmer zur Nahrungszubereitung, wo erforderlich.
- Schälen bzw. Entfernen von Rinden und Haut. Dadurch werden Krankheitserreger effizienter reduziert als durch Waschen.
- Fleisch und Fisch mindestens 10 Minuten bei 70–80 °C Grad erhitzen, um Bakterien abzutöten.
- Bei motorischen Störungen, Schluckstörungen, eingeschränkter Sehfähigkeit, Verwirrtheit Speisen mundgerecht anrichten.
- Fertiggestellte Speisen sofort verzehren oder sofort kühlen.

VORSICHT!

Wegen der Gefahr des Verschluckens und der damit verbundenen Erstickungsgefahr darf die Nahrung bei Menschen mit Schluckstörungen nur von Pflegefachkräften angereicht werden.

Beginn und Abschluss der Mahlzeit

Beginn und Abschluss sollten immer gleich gestaltet sein: z. B. kleine Ansprache oder Tischgebet, Dankgebet, Austausch über Geschmack des Essens, Vorschlagen von Gerichten für die nächste gemeinsame Mahlzeitenzubereitung etc.

Häufige Notfälle

- **Synkope** (Schwächeanfall, „Ohnmacht"): Dauert nur kurz an und kann von Sehstörungen, Rauschen oder Knacken im Ohr, einem flauen Gefühl, Kribbeln im Bauch, Angst und Übelkeit begleitet sein. Ist der Betroffene bei Bewusstsein und kann er ungehindert schlucken, kann ein gesüßtes Getränk oder Traubenzucker angeboten werden. Auch frische Luft und eine atemunterstützende Positionierung nach den Wünschen des Betroffenen können evtl. Abhilfe schaffen.
- **Bewusstseinsstörungen:** Sehr langsame und/oder schwache Reaktion auf Ansprache.
- **Bewusstlosigkeit:** Keine Reaktion auf Ansprache und Rütteln. Hier besteht unmittelbare Lebensgefahr!
- **Herz-Kreislauf-Störungen:** Symtome sind z. B. plötzliche Blässe, hochroter Kopf, kaum tastbarer, zu langsamer, zu schneller oder unrhythmischer Puls.
- **Atemstörungen:** Atemnot mit Bässe und/oder bläulichen Lippen und Fingernägeln sowie mit sehr schneller oder sehr langsamer Atmung und/oder Atemgeräuschen bei der Ein- oder Ausatmung.
- **Atemstillstand.**
- **Starke Schmerzen** unbekannter Ursache.

Jeder Notfall kann lebensbedrohlich werden!

MERKE

Bei **lebensbedrohlichen Notfällen** ist der Betroffene nicht bei Bewusstsein und atmet nicht. Er muss schnellstmöglich **ärztliche Hilfe** erhalten. Bis zum Eintreffen des Arztes müssen alle notwendigen **Sofortmaßnahmen zur Aufrechterhaltung der Vitalfunktionen** (Atmung und Herz-Kreislauf-Funktion) durchgeführt werden.

Notfallmaßnahmen

- Pflegefachkraft informieren
- Bewusstsein und Atmung kontrollieren (→ Abb. 21.1)
- **Bei Bewusstlosigkeit:** Notruf 112 und Betroffenen in stabile Seitenlage bringen
- **Bei Atemstillstand:** Notruf 112 und Herzdruckmassage (→ Abb. 21.2) und Atemspende (→ Abb. 21.3) im Verhältnis 30:2 durchführen

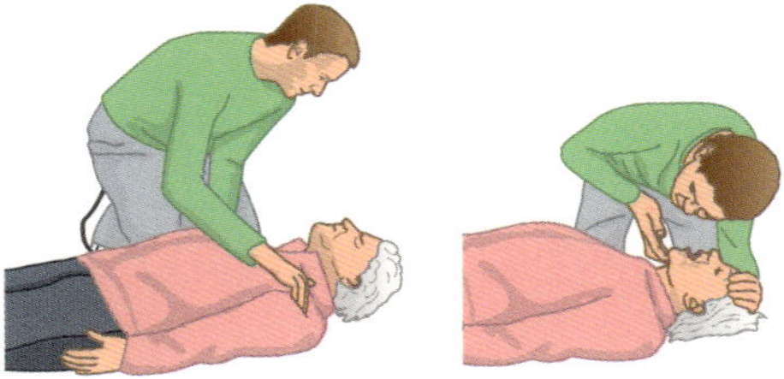

Abb. 21.1 a) Kontrolle von Bewusstsein durch Ansprechen und Anfassen und b) der Atmung durch Sehen, Hören und Fühlen [L138]

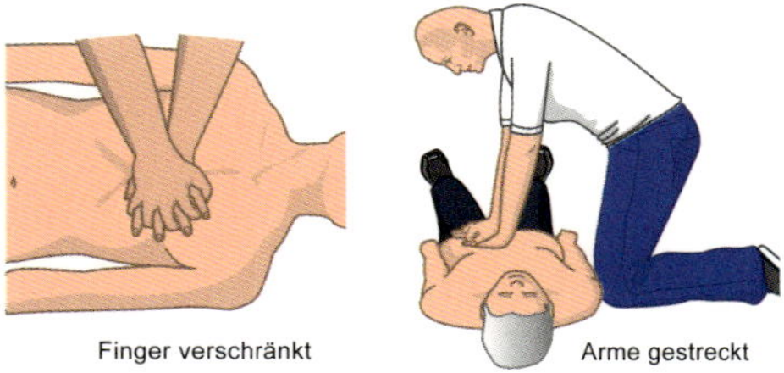

Abb. 21.2 Herzdruckmassage: Betroffenen flach auf den Rücken legen. Den Handballen auf die Mitte der Brust legen. Den anderen Handballen auf den Handrücken der ersten Hand legen. Finger ineinander verschränken und mit gestreckten Armen pro Zyklus 30-mal auf den Brustkorb drücken [L138]

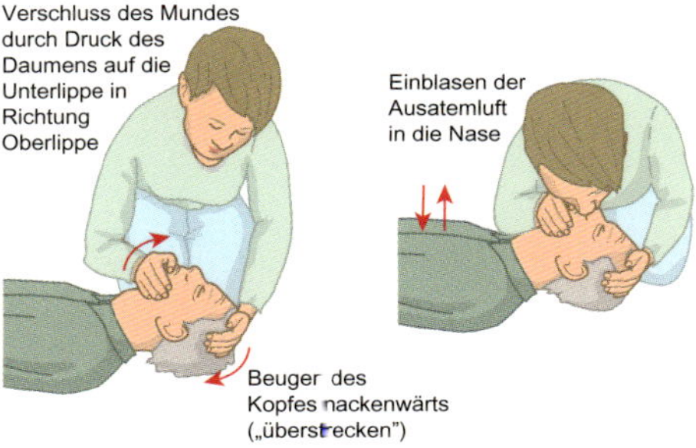

Abb. 21.3 Atemspende: Während die eingeblasene Luft wieder ausströmt, beobachtet der Ersthelfer den Brustkorb. Am Heben und Senken des Brustkorbs ist zu erkennen, ob die Atemspende wirksam ist [L138]

Spiritualität ist der „geistige“ Weg zu einer höheren Wirklichkeit, zum Verstehen des Unerklärbaren, zur Transzendenz, zu Gott.
Juden, Christen und Muslime glauben an denselben Gott. Im Judentum nennt man ihn *Jahwe*, im Islam *Allah*. Alle drei Religionen haben ihren Ursprung im Orient, wobei das Judentum die älteste und der Islam die jüngste der genannten Religionen ist. Ziel aller drei Religionen ist der Frieden: *schalom* (jüdisch), *salaam* (Islam).

Rituale

Gesten, Rituale und Symbole wie z. B. Kerzen, Bilder, Lieder, Texte, Handauflegungen und Segnungen sind Ausdruck der Hinwendung zu Gott und unterstützen Menschen in ihrem Glauben.

MERKE

Rituale sind sich wiederholende Gewohnheiten oder Handlungen mit einem festgelegten Ablauf und oft einem hohen (religiösen) Symbolgehalt wie das Gebete/die Gebete zu einer festen Tageszeit oder das Beten eines Rosenkranzes, aber z. B. auch der Ablauf einer Begrüßung etc. Ein Ritual kann auch als Einstieg oder Abschluss einer aktivierenden Einheit oder als eigene Aktivierung in den Alltag eingebaut werden.

Lieder

Christliche Lieder, die auch gesprochen werden können, finden sich in den Gesangbüchern der evangelischen und katholischen Kirchen.

Gebete

Gebete können zu unterschiedlichen Gelegenheiten (→ Tab. 22.11) eingebunden werden, z. B. als Tischgebete vor oder nach dem gemeinsamen Essen.

Tischgebete vor dem Essen	• Komm, Herr Jesus, sei unser Gast und segne, was du uns bescheret hast. Amen • O Gott, von dem wir alles haben, wir danken dir für deine Gaben. Du speisest uns, weil du uns liebst. O segne auch, was du uns gibst. Amen
Tischgebete nach dem Essen	Dir sei, o Gott, für Speis und Trank, für alles Gute Lob und Dank. Du gabst, du wirst auch künftig geben. Dich preise unser ganzes Leben. Amen
Dankgebete	Lebendiger Gott, wir danken dir für ... [alles, was du uns schenkst]. Wir können erfahren, dass du uns nahe bist. Du bist Helfer und Halt in all unserem Mühen. Wir bitten dich: Nimm an, was wir geschaffen haben, und vollende, was unvollkommen geblieben ist. Lass uns das Ziel erreichen, das uns dein Sohn verheißen hat: Das Leben ist Fülle. Darum bitten wir durch ihn, Christus, unseren Herrn. Amen
Vaterunser	Vater unser im Himmel, geheiligt werde dein Name. Dein Reich komme. Dein Wille geschehe, wie im Himmel so auf Erden. Unser täglich Brot gib uns heute. Und vergib uns unsere Schuld, wie auch wir vergeben unseren Schuldigern. Und führe uns nicht in Versuchung, sondern erlöse uns von dem Bösen. [Evangelische Christen beten weiter:] Denn dein ist das Reich und die Kraft und die Ewigkeit. Amen
Mariengebet (katholisch)	Gegrüßet seist du, Maria, voll der Gnade, der Herr ist mit dir. Du bist gebenedeit unter den Frauen, und gebenedeit ist die Frucht deines Leibes, Jesus. Heilige Maria, Mutter Gottes, bitte für uns Sünder jetzt und in der Stunde unseres Todes. Amen

Tab. 22.1 Beispiele für Gebete

Abend/Nachtgebet (Georg Christian Dieffenbach, 1822–1919)	Bleibe bei uns Herr, denn es will Abend werden und der Tag hat sich geneigt. Bleibe bei uns und bei deiner ganzen Kirche. Bleibe bei uns am Abend des Tages, am Abend des Lebens, am Abend der Welt. Bleibe bei uns mit deiner Gnade und Güte, mit deinem heiligen Wort und Sakrament, mit deinem Trost und Segen. Bleibe bei uns, wenn über uns kommt die Nacht der Trübsal und Angst, die Nacht des Zweifels und der Anfechtung, die Nacht des bitteren Todes. Bleibe bei und bei allen deinen Gläubigen in Zeit und Ewigkeit. Amen

Tab. 22.1 Beispiele für Gebete *(Forts.)*

Dokumentationsbeispiele

Aktive Teilnahme

Frau Z. nahm eine aufrechte Haltung ein und hatte die Hände zum Gebet gefaltet. Sie betete nach dem Tischgebet vor dem Essen noch weiter, u. a. auch das Vaterunser.

Passive Teilnahme

Frau G. betete nicht mit, faltete aber die Hände zum Gebet und saß aufrecht dabei.

Der individuelle Rollator oder Rollstuhl wird in der Regel vom Sanitätshaus und/oder vom Fachpersonal der Physiotherapie oder Ergotherapie an die körperlichen Voraussetzungen der pflegebedürftigen Menschen angepasst. Die Fachkräfte weisen auch die Nutzer und das Pflegepersonal ein.
Transportrollstühle der Pflegeeinrichtungen sind nicht an die körperlichen Voraussetzungen der pflegebedürftigen Menschen angepasst und werden nur für den Transfer, z. B. vom Zimmer zum Speisesaal einer Einrichtung, oder für kurze Ausflüge verwendet.

MERKE

Vor Begleitung eines betreuungsbedürftigen Menschen mit Rollator oder Rollstuhl muss die Betreuungskraft in die Funktionen von einer (Pflege-)Fachkraft in diese Transportmittel eingewiesen worden sein.

Um den Rollstuhl leicht schieben zu können, müssen die Reifen immer aufgepumpt sein oder aus Vollgummi bestehen.

VORSICHT!

Beim Transfer des pflegebedürftigen Menschen in oder aus dem Rollstuhl müssen die Bremsen festgestellt sein, um Stürze zu vermeiden.

Ursachen und Symptome

Ein **Schlaganfall** (Apoplex) beruht auf einer akuten Durchblutungsstörung des Gehirns, die bei 85 Prozent der Betroffenen durch eine verminderte Blutversorgung (Hirninfarkt) und bei 15 Prozent durch eine Hirnblutung hervorgerufen wird.
Die meisten Schlaganfälle lassen sich mit dem sogenannten **FAST-Test** innerhalb weniger Sekunden feststellen. FAST steht für **F**ace (Gesicht), **A**rms (Arme), **S**peech (Sprache) und **T**ime (Zeit).

- **Face:** Bitten Sie die Person zu lächeln. Ist das **Gesicht einseitig verzogen?** Das deutet auf eine Halbseitenlähmung hin.
- **Arms:** Bitten Sie die Person, die Arme nach vorne zu strecken und dabei die Handflächen nach oben zu drehen. **Bei einer Lähmung können nicht beide Arme gehoben werden.**
- **Speech:** Lassen Sie die Person einen einfachen Satz nachsprechen. Ist sie dazu nicht in der Lage oder klingt die Stimme verwaschen, liegt vermutlich eine **Sprachstörung** vor.
- **Time:** Wählen Sie **unverzüglich** den **Notruf 112,** äußern Sie den Verdacht auf Schlaganfall und schildern Sie die Symptome.

Sofortmaßnahmen

- Den Betroffenen nicht allein lassen
- Unverzüglich eine Pflegefachkraft (oder, falls anwesend, einen Arzt) verständigen
- Zeitpunkt, als die Symptome begannen, und die Symptome selbst notieren (siehe Kasten), dies ist wichtig für den Notarzt
- Dem Betroffenen nichts zu essen oder zu trinken geben
- Einengende Kleidungsstücke entfernen oder öffnen
- Bei Bewusstlosigkeit lebenserhaltende Sofortmaßnahmen (→ Kap. 21) ergreifen

Dokumentationsbeispiel

Zeitpunkt des Auftretens der Symptome und die Symptome selbst genau dokumentieren, z. B.:
Um 10:30 Uhr klopfte Herr A. bei der Zeitungsrunde mit der linken Faust laut auf den Tisch. Sein Gesicht sah schief aus und aus dem herabhängenden Mundwinkel floss Speichel. Auf die Frage, was passiert sei, gab er mit ängstlicher Mimik unverständliche Laute von sich. Der rechte Arm hing schlaff herunter, und er konnte ihn nach Aufforderung nicht anheben. Die mit Rufanlage herbeigerufene Pflegefachkraft Frau C. verständigte sofort den Notarzt.

Diagnostik, Therapie und Rehabilitation

- Ursachensuche, z. B. durch Comutertomografie (CT)
- Je nach Ursache, z. B. Operation, Infusionstherapie, medikamentöse Therapie
- Stabilisierung des lebensbedrohlichen Zustands
- Rehabilitationsmaßnahmen, z. B. Physiotherapie, Ergotherapie, Logopädie

Folgen und Gefahren einer Halbseitenlähmung

- Gestörte Körperwahrnehmung und erhöhte Muskelspannung auf der betroffenen Körperseite
- Typische Körperhaltung (→ Abb. 24.1) durch erhöhte Muskelspannung
- Schmerzen in den Gelenken (insbesondere im Schultergelenk) durch erhöhte Muskelspannung (→ Kap. 25)
- Gangstörungen und Drehschwindel
- Sturzgefahr (→ Kap. 32)

- Sehstörungen
- Einschränkungen in allen Alltagsaktivitäten
- Ohrgeräusche, Hörminderung (→ Kap. 26)
- Sprachstörungen
- Schluckstörungen mit Gefahr des Verschluckens (Aspirationsgefahr)
- Wahrnehmungsstörungen der Haut mit Verbrennungs- und Verbrühungsgefahr und Gefahr von Druckstellen (Dekubitusgefahr)
- Urin- und Stuhlinkontinenz

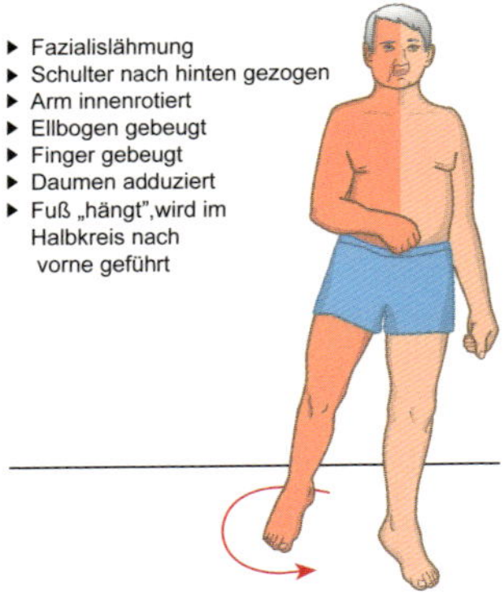

Abb. 24.1 Typische Körperhaltung bei einer rechtsseitigen Lähmung [L138]

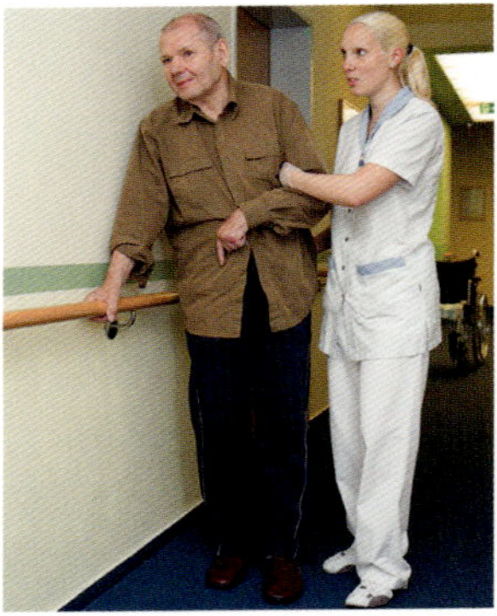

Abb. 24.2 Die Unterstützung eines Menschen mit Schlaganfall erfolgt immer auf der gelähmten Seite [K115]

Soziale Betreuung (→ Tab. 24.1)

Beeinträchtigung	Verhalten/Befinden des Betreuten (Beispiele)	Verhalten der Betreuungskraft	Fähigkeiten und Wohlbefinden fördern durch
Negative Gefühle wie Trauer, Wut, Niedergeschlagenheit	• Weinen • Passives Verhalten • Aggressives Verhalten	Fähigkeiten erkennen und mitteilen	Angebot entsprechend der Fähigkeiten, z. B. Bilder, biografiebezogene Fotos ansehen
Wahrnehmung der gelähmten Seite beeinträchtigt	Kann gelähmte Körperteile nicht bewegen, nicht spüren	Unterstützung immer auf der gelähmten Seite vornehmen (→ Abb. 24.2)	• Führung der gelähmten Seite durch Betreuungskraft oder den Betroffenen selbst (gesunde Hand) • Wahrnehmung z. B. durch Sand, Reis, Igelball, Handmassage (→ Kap. 16) fördern
Einschränkung in Alltags- und Beschäftigungsaktivitäten	Unterstützung bei eingeschränkten Aktivitäten	Anleitung zum und Unterstützung beim Einsatz beider Körperhälften	Beschäftigungsangebote und Unterstützung gemäß den Fähigkeiten und Vorlieben

Tab. 24.1 Soziale Betreuung von Menschen nach einem Schlaganfall

MERKE

Zur Wahrnehmungförderung den Betroffenen von der gelähmten Seite aus ansprechen und unterstützen (→ Abb. 24.2). Ausnahme: Notfallalarmknopf auf gesunder Seite positionieren!

Schmerz ist eine subjektive Sinneswahrnehmung und hat Auswirkungen auf den ganzen Menschen, d. h. auf das physische, psychische und soziale Befinden und auf das Verhalten. Der Schmerz wird von jedem Menschen zu verschiedenen Tageszeiten und in verschiedenen Situationen unterschiedlich wahrgenommen und bewertet (→ Tab. 25.1).

Akuter Schmerz	Chronischer Schmerz
Plötzlich und begrenzt Akuter Schmerz ist ein plötzlich auftretender Schmerz, der einen begrenzten Zeitraum andauert. Er steht in einem offensichtlichen und direkten Zusammenhang mit einer Gewebe- oder Organschädigung.	**Länger als 3 Monate** Schmerz wird chronisch, wenn er länger als 3 Monate anhält. Außerdem können weitere Begleiterkrankungen, z. B. depressive Störungen und Angststörungen, zur zeitlichen Dimension hinzukommen.
Akuter Schmerz warnt den Körper vor Gefahren. Er nimmt eine **lebenserhaltende Alarm- und Schutzfunktion** ein und besitzt Begleiterscheinungen wie u. a. den Anstieg von Blutdruck, Puls und Atemfrequenz.	Chronische Schmerzen haben keine Warnfunktion mehr. Sie können sich zu einer **eigenständigen Krankheit** entwickeln, der keine körperliche Ursache mehr zugrunde liegt.

Tab. 25.1 Schmerzformen

Schmerzen einschätzen

Um Schmerzen einschätzen zu können, gibt es Messinstrumente, sogenannte standardisierte Skalen wie z. B. die Numerische Rangskala. Hierbei wird das Schmerzempfinden einer Zahl zwischen 0 (keine Schmerzen) und 10 (stärkste vorstellbare Schmerzen) zugeordnet.

MERKE

Die Anwendung von Skalen und Instrumenten zur Schmerzerhebung erfolgt durch Pflegefachkräfte. Betreuungskräfte werden jedoch zur Beobachtung in den Schmerzerhebungsprozess eingebunden.

Aufgrund von kognitiven Einschränkungen sind Menschen mit Demenz häufig nicht in der Lage, Angaben über Schmerzen zu machen. Bei der Wahrnehmung und Beobachtung von Schmerzsymptomen kommt der Betreuungskraft daher eine große Bedeutung zu.

Schmerzsymptome

- Lautäußerungen, z. B. Weinen, Wimmern, Stöhnen, Schreien
- Wiederholtes, beunruhigtes Rufen
- Körpersprache, z. B. Unruhe, stereotype Bewegungsabläufe wie Hin-und-Herlaufen oder monotones Schaukeln, aber auch Teilnahmslosigkeit
- Veränderte Beweglichkeit, z. B. Schon- oder verkrampfte Haltung
- Nesteln, z. B. an Kleidung, Bettdecke, Gegenständen
- Angezogene Knie, geballte Fäuste
- Berührungsempfindlichkeit und Abwehrverhalten
- Gesichtsausdruck, z. B. verzerrt, angespannt, ängstlich, sorgenvoll
- Grimassieren, z. B. Zusammenkneifen von Lippen oder Augen
- Veränderte Atmung, z. B. laut, schnell und tief oder japsend
- Keine Reaktion auf Trost oder Zuwendung
- Herausforderndes Verhalten (→ Kap. 17)

MERKE

Jeder der oben genannten Hinweise und jede Äußerung des Betroffenen sind ernst zu nehmen und sofort an die zuständigen Pflegefachkräfte weiterzugeben.

Verständnis für hörbehinderte Menschen haben heißt, geduldig auf häufiges Nachfragen („Wie bitte?“) zu reagieren und effektive Hilfen einzusetzen, z. B.:

- Reduzieren, besser völliges Vermeiden von Nebengeräuschen in der Umgebung wie Radio, Fernsehen, Durcheinanderreden.
- Nachfragen, ob ein Hörgerät vorhanden und eingesetzt ist. Gegebenenfalls prüfen, ob es funktioniert.
- Wenn ein Hörgerät (→ Abb. 26.1) oder ein Hörverstärker vorhanden ist, sollten diese funktionsfähig sein und möglichst benutzt werden.
- Mit Schwerhörigen in normaler Lautstärke sprechen.
- Langsam, aber deutlich sprechen. Über alle Maßnahmen informieren und abwarten, bis ein Verstehen signalisiert wird.
- Betroffenen frontal ansprechen.
- Bei fehlendem Blickkontakt durch ein kurzes Berühren der Schulter von vorne auf sich aufmerksam machen, Erschrecken vermeiden.
- Worte mit Mimik und Gestik begleiten.
- Auf Gegenstände oder Abbildungen zeigen.
- Begriffe aufschreiben oder aufzeichnen.
- Zum Sprechen ermuntern, um soziale Isolation zu vermeiden.

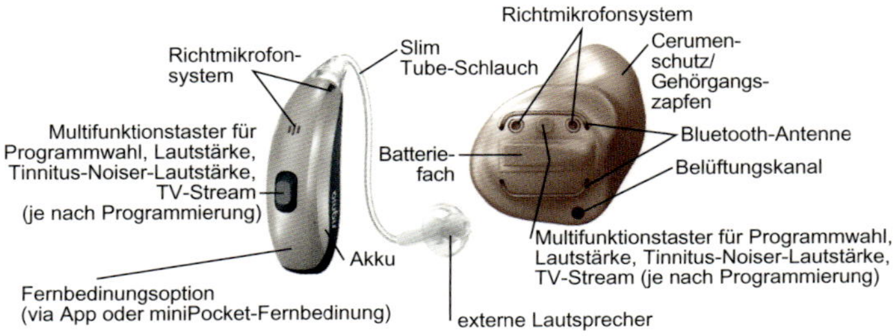

Abb. 26.1 Aufbau eines Hinter-dem-Ohr-Hörgeräts [V784]

Ein Mensch, der wenig oder nichts mehr sieht, kann gegenüber fremden Menschen sehr misstrauisch sein. Mündliche Informationen müssen genau und verständlich sein, aber es gibt keinen Grund, mit dem Betroffenen übertrieben laut zu sprechen.

- Beim Betreten eines Raums oder bei einem Kontakt den Betroffenen freundlich mit seinem Namen begrüßen und seinen eigenen Namen nennen. Erklären, weshalb man da ist und was man macht.
- Betroffenen frontal ansprechen.
- Neues (personeller/räumlicher Wechsel) langsam angehen.
- Beim Führen das Einhaken am Arm ermöglichen.
- Wenn man den Betroffenen allein lassen muss, ihm das Anlehnen an eine Wand etc. ermöglichen oder Sitzgelegenheit anbieten.
- Hindernisse entfernen und Veränderungen genau beschreiben.
- Gegenstände und Umgebung ertasten lassen.
- Um auf Dinge oder Nahrungsmittel hinzuweisen, die auf dem Tisch oder dem Teller liegen, eignet sich das **Uhrenmodell:**
  - „Das Getränk steht auf 13 Uhr vor Ihnen."
  - „Die Fernbedienung für das Radio liegt auf 6 Uhr vor Ihnen."
- Sinne anregen (→ Kap. 28).
- Gespräch über Ereignisse und Beschäftigungen aus der Lebensgeschichte (Biografie), z. B. mithilfe eines Erinnerungskoffers.
- Lieder und Musik hören und selbst musizieren.
- Vorlesen, Hörbücher einsetzen, zur Zeitungsrunde (→ Kap. 38) einladen.
- Den Betroffenen informieren, wenn man den Raum verlässt.

Hilfsmittel

- Brille (fettfrei und sauber), Lupe
- E-Reader, E-Book oder elektronisches Lesegerät
- Computer oder Handy mit TV-Anschluss zum Vergrößern

Sinneserfahrungen sind Brücken zwischen Mensch und Umwelt. Dabei wird das Konzept der Basalen Stimulation® eingesetzt. Spielerische Übungen, die das Sehen, Hören, Riechen, Schmecken und Tasten schulen, vermitteln Erfolg und Selbstbewusstsein. Diese Übungen nennt man auch Kim-Spiele (→ Tab. 28.1). Sie eignen sich als Einzel- oder Gruppenangebote.

Ziele

- Die Wahrnehmung (Sehen, Hören, Reichen, Schmecken oder Tasten) stimulieren
- Die Aufmerksamkeit/Konzentration fördern
- Die Kommunikation in der Gruppe anregen und fördern

Durchführen

Sinn	Materialien/Durchführung
Sehen 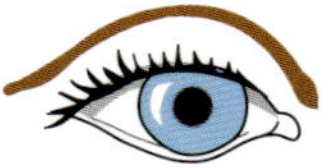 Über den Sehsinn werden die meisten Information aufgenommen. [L143]	• Geeignet sind Bilder mit klaren Konturen, die nicht zu viele Informationen liefern. Sie sollen eine entsprechende Größe haben und Bezug zur Biografie herstellen, z. B. bei einer Hobbygärtnerin mit Liebe zu Rosen: Bilder von Rosen. • Erinnerungsalbum (→ Kap. 10) anschauen. Meist handelt es sich dabei um eine Einzelaktivierung. Sie kann mit der Wahrnehmungsförderung der anderen Sinne, z. B. des Geruchssinnes (Bild und Duft einer Rose).

Tab. 28.1 Kim-Spiele

Sinn	Materialien/Durchführung
Hören 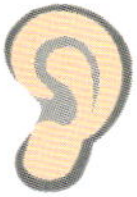 Hören bedeutet nicht nur, Töne und Geräusche aufzunehmen, sondern ermöglicht es auch, uns mit unseren Mitmenschen zu verständigen. [L143]	• Die Übungen bestehen darin, dass die Teilnehmer Geräusche erkennen, z. B. – Aus der Natur: das Rauschen eines Bachs oder Tierstimmen – Aus dem Straßenverkehr – Musikinstrumente • Die Teilnehmer erraten jeweils ein Geräusch und merken es sich bis zum Ende einer Runde. Zum Abschluss jeder Runde kann ein Gespräch über die gehörten Geräusche stattfinden. Voraussetzung für diese Anregung ist, dass die Betreuungskraft die Hörfähigkeit der Teilnehmer einschätzen kann und die Teilnehmer ihre Hörhilfen ordnungsgemäß gebrauchen können.
Riechen 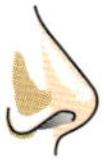 Auch Sinneseindrücke wie Düfte sind im Langzeitgedächtnis gespeichert, sodass sich an sie erinnert werden kann [L143].	Die Teilnehmer riechen z. B. an • Lavendel, Thymian und anderen Gewürzen, • frischem Tabak, • bekannten Parfüms und benennen die Duftquellen. Darauf erfolgt ein Austausch über die Gerüche und den damit verbundenen Erinnerungen in der Gruppe. Achtung: Duftöle auf synthetischer Basis und ältere Parfüms riechen oft stechend. Besonders synthetische Düfte und Parfüms können u. a. Allergien und Asthma auslösen. Der Einsatz von Duftölen ist geschultem Personal vorbehalten.

Tab. 28.1 Kim-Spiele *(Forts.)*

Sinn	Materialien/Durchführung
Schmecken 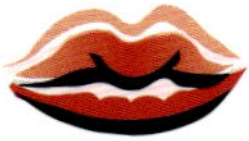 Auch der Geschmackssinn kann angeregt werden [L143].	Der Geschmackssinn wird mittels bestimmter Nahrungsmittel angeregt. Hierzu können z. B. • Obst, Nüsse, Schokolade, • Honig, Marmelade, • verschiedene Wurst- und Käsesorten eingesetzt werden. Die Teilnehmer werden gebeten, die Augen zu schließen, und erhalten jeweils die gleichen Kostproben. Sie versuchen zu erkennen, um welches Nahrungsmittel es sich handelt oder ob es salzig oder süß ist. Achtung: Beim Umgang mit Lebensmitteln müssen die Hygienegrundregeln beachtet werden!

Tab. 30.1 Kim-Spiele *(Forts.)*

Sitztänze sind Bewegungen zu meist bekannter Musik, die die Teilnehmer im Sitzen ausführen können.

Ziele

- Beweglichkeit fördern
- Freude bringen
- Kontakte schaffen
- Erinnerungen wecken

MERKE

Senioren haben in ihrer Vergangenheit viel getanzt. Schon früh gingen die jungen Leute in die Tanzschule und zu Tanzveranstaltungen.

Liedauswahl

Die Lieder der Sitztänze sollten bekannt sein. Teilnehmer, die sich nicht gern bewegen, können sich durch Singen einbringen.
Das gewählte Lied wird der Gruppe zunächst vorgespielt, damit sich die Teilnehmer mit Melodie und Rhythmus vertraut machen können.

Auswahl der Bewegungsabläufe

Die Bewegungen sollen die Teilnehmer weder über- noch unterfordern. Die einfachste Bewegungsvariante ist das gemeinsame Klatschen und Schunkeln. Bewegungsabläufe, z.B. „Bergwandern" (→ Tab. 29.1), werden durch Wiederholungen gemeinsam erlernt.

Durchführen

Es bietet sich an, vor Beginn der Musik die einzelnen Bewegungsabläufe den Teilnehmern kurz vorzustellen und ohne Musikbegleitung einzuüben. Alle Bewegungen werden von der Gruppenleitung für alle gut sichtbar vorgemacht. Auch während des Sitztanzes sollte sie dar-

auf achten, die Bewegungen für alle gut sichtbar mitzumachen. Dann können Teilnehmer zu jedem Zeitpunkt wieder einsteigen.
Der Sitztanz sollte mindestens zweimal wiederholt werden.

Einstieg

Mit einem kurzen Lied zur Begrüßung als Ritual beginnen. Das stimmt die Teilnehmer ein und hat gleichzeitig Signalwirkung.
Sind den Teilnehmern verschiedene Sitztänze bekann, können sie durch Zuruf den Sitztanz in einer Art „Wunschkonzert" auswählen.

Abschluss

Mit einem Lied die Einheit beenden.

Alle Teilnehmer sitzen aufrecht auf Stühlen, ohne deren Lehne zu berühren, im Kreis. Die Beine sind hüftbreit geöffnet. Beim Start der Musik fangen alle Teilnehmer an, mit den Beinen Gehbewegungen zu machen, und erhalten dann folgende Anweisungen:

Anweisung	Bewegung
„Über große Steine steigen"	Die Knie weit hochziehen
„Durch ein Schneefeld stapfen"	Mit den Füßen auf den Boden stampfen
„Sich an eine Herde Steinböcke heranpirschen"	Die Füße langsam und ganz leise abwechselnd auf den Boden aufsetzen
„Vor einer Kuhherde davonlaufen"	Die Füße schnell abwechselnd auf den Boden aufsetzen
„Sich den Schweiß von der Stirn wischen"	Die Füße in Gehtempo abwechselnd auf den Boden aufsetzen und sich mit dem Handrücken über die Stirn wischen
Gegebenenfalls wieder von vorne anfangen	

Tab. 29.1 Bergwandern

Der Sommer ist die wärmste der vier Jahreszeiten und bietet sich für das Arbeiten mit Blumen oder Pflanzen an.

MERKE

Da für viele alte Menschen Gartenarbeit zur Biografie gehört, ist die Arbeit am **Hochbeet,** ein „behindertengerechter Garten“, eine einfache Möglichkeit, den Spaß am Gärtnern zu erhalten. Es kann sowohl Obst als auch Gemüse angebaut werden, das dann frisch geerntet im Bereich der Hauswirtschaft mit verwendet wird.

Ziele

- Visuelle (Sehen) und taktile (Tasten) Wahrnehmung stimulieren
- Grob- und Feinmotorik erhalten/fördern
- Kommunikation in der Gruppe anregen, Gemeinschaftsgefühl fördern

Vorbereiten und durchführen (→ Tab. 30.1)

Blumen stecken	
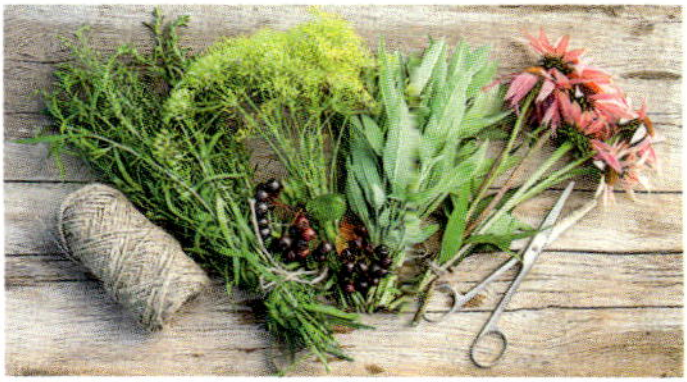	Das Thema spricht vor allem Frauen an, die sich als Hausfrauen um einen Garten oder die Verschönerung des Balkons mit Blumen gekümmert haben [J787].

Tab. 30.1 Beispiel für ein Sommerangebot

Blumen stecken	
Material	• Aktuelle Sommerblumen, z. B. bei einem gemeinsamen Spaziergang gepflückt • Bindegrün wie Zweige, Blätter, Dekorationsmaterial, z. B. Wurzeln • Behälter in verschiedenen Größen • Blumensteckmasse, Messer, Scheren
Druchführung	• Alle Teilnehmer sitzen so, dass sie die Blumen erreichen. • Jeder Teilnehmer sucht sich ein Gefäß zum Stecken aus. • Steckmasse zurechtschneiden lassen oder dabei behilflich sein, Steckmasse mit Wasser tränken. • Beim Blumenstecken Hilfestellung geben, wo notwendig.

Tab. 32.1 Beispiel für ein Sommerangebot *(Forts.)*

Dokumentationsbeispiele

Aktive Teilnahme

Frau G. war mit allen Sinnen beim Herstellen ihres Gestecks dabei. Sie hat vor sich hingesummt, immer wieder die Blumen nach Farben sortiert und konnte sich an den Margeriten nicht sattriechen. Kaum waren die Gestecke fertig, wollte sie sofort wieder los, um neue Blumen zu besorgen.

Passive Teilnahme

Frau P. beteiligte sich selbst nicht am Erstellen eines Gestecks, stand jedoch Herrn B. mit Rat zur Seite.

Spielen ist in jedem Alter eine sinnvolle Beschäftigung. Beim Spielen von Würfel-, Karten- oder Brettspielen (→ Tab. 31.1) wird neben der Förderung von Gedächtnis und Konzentration auch die Kommunikation zu anderen Menschen aufgenommen.

Gesellschaftsspiele zur Förderung der Kommunikation	Mensch ärgere Dich nicht, Kniffel, Kartenspiele, z. B. Rommé, Canasta oder Skat
Geschicklichkeitsspiele zur Förderung der Koordination	Mikado, Kartenhaus bauen, Puzzle, Kegeln, Tischfußball, Wurfspiele (Reifen, Ball), Boccia
Konzentrations- und Geduldsspiele	Halma, Schach, Mühle und Dame, Backgammon, Der Turm von Hanoi
Spiele, die das Gedächtnis trainieren	Memory, Mastermind, Solitär, Der Bodensee

Tab. 31.1 Einteilung der Spiele (Beispiele)

Spiele für Senioren

Es gibt speziell an die Bedürfnisse von Senioren angepasste Spielausführungen.

Kartenspiele

Kartenspiele für Senioren unterscheiden sich in der Größe von herkömmlichen Kartenspielen. Bei letzteren haben viele Senioren das Problem, dass sie den Wert der Karten nicht erkennen können.

Brettspiele

Das Besondere sind die Größe und meist Vertiefungen für das Platzieren der Spielfiguren oder ein magnetisches Spielbrett. Auch die Spielfiguren sind größer und griffiger als bei herkömmlichen Spielen.

Würfelspiele

Neben größeren Würfeln und einem größeren Würfelbecher sind oft auch die Würfel farblich kontrastreicher gestaltet, damit die Augenzahl gut abgelesen werden kann. Empfehlenswert sind helle Würfel mit schwarzen Punkten oder Symbolen und ein Würfelbecher aus einem griffigen Material, z. B. Leder.

Beispiel „Mensch ärgere Dich nicht“

„Mensch ärgere Dich nicht“ ist wohl das bekannteste Brettspiel. Es kann in einer Gruppe von 2 bis 6 Personen gespielt werden.

Spielablauf

Da es eine Vielzahl unterschiedlicher Regeln zu diesem Spiel gibt, werden sie zuerst erklärt oder vorgegeben.
Die Teilnehmer würfeln nacheinander im Uhrzeigersinn. In der Regel beginnt derjenige, der als Erstes eine Sechs würfelt.
Nicht nur der Beginn, sondern auch das Ende sollte vorher festgelegt werden. Ist das Spiel erst beendet, wenn alle Spieler ihre Spielkegel auf den dafür vorgesehenen Feldern stehen haben? Oder ist es bereits zu Ende, wenn der erste Spieler alle seine Figuren im Zielfeld hat?

Dokumentationsbeispiele

Aktive Teilnahme

Frau Z. nahm an der Mensch-ärgere-Dich-nicht-Runde teil und erzählte am Nachmittag immer noch von ihrem Sieg.

Passive Teilnahme

Frau F. saß dabei und las Zeitung. Sie schaute jedoch von Zeit zu Zeit auf und beobachtete das Geschehen. Meist lächelte sie.

Stürze vermeiden

Die **Gefahr von Stürzen** kann gemindert werden durch folgende Maßnahmen:

- Sicheres Schuhwerk mit gutem Sitz, Klettverschlüssen und rutschfester Sohle
- Sicherstellen, dass Brillenträger ihre Brille tragen und diese sauber ist
- Stolperfallen wie Teppiche oder im Weg liegende Gegenstände und Hindernisse entfernen
- Auf dem Boden verschüttete Flüssigkeiten sofort aufwischen, frisch gewischte Böden meiden (lassen) → Warnschilder (→ Abb. 32.1) beachten!
- Sehbehinderte und hörbehinderte Menschen in geeigneter Weise auf Gefahren hinweisen
- Menschen mit eingeschränkter Sehfähigkeit, Schwindel und Bewegungseinschränkungen beim Gehen unterstützen und sie auffordern, Haltegriffe und Handläufe zu nutzen
- Rollstuhl und Rollator nach der Fortbewegung feststellen (lassen)
- Unterzuckerung durch kleine Zwischenmahlzeiten vermeiden, z. B. Angebot von Obst
- Angst vor Stürzen ernst nehmen, Ruhe bewahren und Zeit zum Bewegen geben, ggf. Hilfe holen
- Bewegungsübungen, die Muskulatur und das Gleichgewicht fördern und mit der Pflegefachkraft oder der Physiotherapeutin abgesprochen werden

Verhalten bei einem Sturz

- Kontrolle des Bewusstseinszustands (→ Kap. 21).
- Betroffenen ansprechen und nach Schmerzen, Beschwerden fragen.

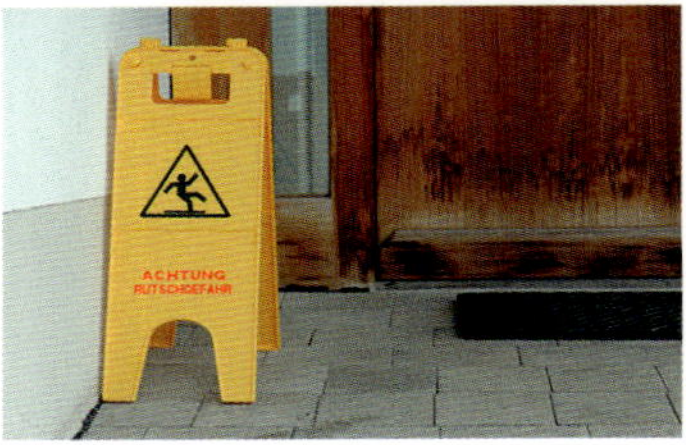

Abb. 32.1 Warnschild: nasser Untergrund, Rutschgefahr! [J787]

- Betroffenen auf Verletzungen untersuchen.
- Kann der Gestürzte nicht durch eigene Kraft oder mit aufstehen, Hilfe holen.
- In jedem Fall eine Pflegefachkraft informieren.
- Jeder Sturz muss dokumentiert und analysiert werden.

Dokumentationsbeispiel

Sturz genau und gemeinsam mit der zuständigen Pflegefachkraft dokumentieren, z. B.: „Um 10:30 Uhr ist Frau J. im Aufenthaltsraum des Wohnbereichs 3 gestürzt, lag 2 m neben dem Tisch, keine sichtbaren Verletzungen. Person klagt nicht über Schmerzen. Wurde von der Pflegefachkraft Frau H. in ihr Zimmer und ins Bett gebracht."

Validation® bedeutet das „Für-gültig-Erklären“ der Erlebniswelt von Menschen, die an Demenz erkrankt sind. Die betroffene Person wird in ihrer eigenen Realität belassen.

Validation® ist eine Methode, um auf der Basis von Empathie (Einfühlung) mit dementen Menschen zu kommunizieren, indem man „in die Schuhe“ des alten Menschen schlüpft und „mit seinen Augen sieht“. Das Erleben und die aktuell gezeigten Gefühle der demenzerkrankten Menschen werden wahrgenommen und unter Berücksichtigung ihrer individuellen Lebensgeschichte respektiert.

Im validierenden Gespräch „spiegelt“ die Betreuungsperson gezielt Stimme, Sprache und Körperhaltung des demenzerkrankten Menschen, um mit ihm eine Beziehungsebene herzustellen. Zusätzlich wird die Gefühlslage durch allgemein bekannte Sprüche wiedergegeben.

Schritte der Validation®

Auf der Basis von Empathie (Einfühlung) wird mit einem demenzerkrankten Menschen auf Augenhöhe kommuniziert. Dessen Gefühle und Antriebe müssen dabei erkannt werden.

Schritt 1

Allgemein validierend wird mithilfe von Sprichwörtern, Gebeten, Liedern o. Ä. gearbeitet, z. B.:

- „Kleine Kinder, kleine Sorgen – große Kinder, große Sorgen.“
- „Das Wandern ist des Müllers Lust.“
- „Schaffe, schaffe, Häusle baue.“
- „Immer ein Herz und eine Seele.“
- „Sehet die Vögel unter dem Himmel: Sie säen nicht, sie ernten nicht, und der himmlische Vater ernährt sie doch.“

- „Ohne Fleiß kein Preis."
- „Zeigt her eure Füße, zeigt her eure Schuh'."

Schritt 2

Bei Kenntnis der Biografie des pflegebedürftigen Menschen kann mit Sätzen aus der Biografie, dem Lebensthema validiert werden:
- „Als Mutter lieben Sie Ihre Kinder."
- „Sie können stolz auf sich sein."
- „Sie haben immer gearbeitet ohne Rast und Ruh."
- „Auf Sie kann man sich verlassen, Sie kennen Ihre Pflichten."

Beispiel

Frau H. sitzt am Tisch und sagt während der Betreuungsaktivität unaufhörlich: „Ich muss nach Hause zu meinen Kindern."
Die Betreuungskraft nimmt die Gefühle und Antriebe von Frau H. wahr:
- Liebe
- Freude
- Sorge
- Unruhe
- Aufregung
- Angst
- Trauer
- Enttäuschung
- Verzweiflung
- Wut, Zorn
- Pflichtbewusstsein
- Verlässlichkeit

Sie validiert die Gefühle und Antriebe von Frau H., indem sie sie annimmt, sie bestätigt und akzeptiert. Die Betreuungskraft sagt zu Frau H: „Sie lieben Ihre Kinder und Sie sind sicher in Sorge. Sie haben keine Ruhe mehr, da wird man ängstlich, es ist zum Verzweifeln! Auf Sie kann man sich verlassen, Sie kennen Ihre Pflichten."
Frau H. antwortet: „Ja, meine Kinder, für die habe ich immer gesorgt."

Vergiftungsgefahr

Besonders sehbehinderte (→Kap. 27), blinde und an Demenz erkrankte (→Kap. 7) Menschen sind durch Vergiftungen gefährdet, weil sie die Gefahrenquellen, z. B. Chemikalien, giftige Pflanzen, verdorbene Lebensmittel, nicht erkennen und einschätzen können.

Vergiftungen vermeiden

Vergiftungen können durch verschiedene Maßnahmen vermieden werden, z. B.:

- Giftige Substanzen, z. B. Putzmittel, Desinfektionsmittel, Lösungsmittel, Farben, hochprozentiger Alkohol etc., wegschließen oder außer Reichweite stellen
- Kontakt mit giftigen Pflanzen vermeiden (insbesondere auch bei Spaziergängen)
- Kontakt mit giftigen oder gesundheitsschädlichen Materialien bei der Beschäftigung vermeiden
- Lebensmittel genau überprüfen, verdorbene Lebensmittel sofort entsorgen
- Arbeitsflächen im Anschluss an die Beschäftigungsmaßnahme reinigen, ggf. desinfizieren (Desinfektionsplan)

Verhalten bei einer Vergiftung

Bei einer **Vergiftung** oder dem **Verdacht, dass eine Vergiftung vorliegt,**

- Vitalfunktionen sichern (→Kap. 21)
- Notarzt und Rettungsdienst (Telefonnummer 112) alarmieren und weitere Hilfe (Pflegefachkraft) holen

- Zur Diagnosesicherung eingenommene Substanz sicherstellen, z. B. Tablettenreste, Gläser, Flaschen, Urin oder Erbrochenes

MERKE

Der Rettungsdienst muss u. a. Antworten auf folgende Fragen bekommen:

- Wie alt ist der Vergiftete?
- Was wurde wahrscheinlich eingenommen?
- Wie viel wurde maximal/minimal eingenommen?
- Wann ist die Einnahme wahrscheinlich erfolgt?
- Was ist bisher beobachtet worden?
- Was ist bisher unternommen worden?
- Welche Vorerkrankungen bestehen, z. B. Epilepsie oder Herzrhythmusstörungen?

Verletzungen vermeiden

Betreuungskräfte reduzieren die Verletzungsgefahr durch folgende Maßnahmen:

- Gute Beleuchtung sicherstellen
- Orientierung ermöglichen
- Wegschließen oder Außer-Reichweite-Legen von gefährlichen Gegenständen wie spitzen oder scharfen Messer, Klingen, leicht zerbrechlichem Glas oder Porzellan
- Kanten sowie nach außen ragende oder harte Gegenstände beseitigen, abrunden oder polstern
- Fernhalten von sehr heißen Gegenständen und Flüssigkeiten wie heißem Wasser oder Tee (Verbrennungs-/Verbrühungsgefahr); heiße Lebensmittel ggf. in kaltem Wasser kühlen
- Verbot von offenem Feuer und Kerzen
- Rauchverbot in Räumen und auf Fluren (Rauchmelder)
- Gas- und Elektrogeräte sichern

Verletzungen versorgen

Meist ist bei einer Gelegenheitsverletzung die Haut nur oberflächlich verletzt, und eine ärztliche Behandlung ist nicht nötig. Die Wunde wird versorgt und heilt in der Regel innerhalb weniger Tage ab. Die Wundversorgung umfasst:

- Reinigung der Wunde mit sauberem Wasser
- Desinfektion mit Hautdesinfektionslösung
- Anbringen eines sterilen Wundschnellverbands, z. B. Hansaplast®, oder von Kompressen und Pflaster

VORSICHT!

Jede Wunde, die in tiefere Hautschichten hineinreicht, klafft oder größer als ein Zwei-Euro-Stück ist, muss ärztlich behandelt werden.

Verletzt sich ein betreuungsbedürftiger Mensch während einer Betreuungsmaßnahme, so informiert die Betreuungskraft die zuständige Pflegefachkraft, versorgt die Wunde im Rahmen der Ersten Hilfe und dokumentiert das Ereignis.

Dokumentationsbeispiel

Frau G. hat sich beim Schälen eines Apfels versehentlich mit dem Messer in den linken Daumen geschnitten. Die blutende Wunde wurde mit einem frischen Tempo-Taschentuch abgedeckt. Die hinzugerufene Pflegefachkraft Frau O. hat sich die Wunde angesehen, sie desinfiziert und mit einem Fingerpflaster versorgt. Die Blutung kam durch das Fingerpflaster bald zum Stillstand.

Arbeitsunfall

Verletzt sich die Betreuungskraft während der Arbeit, auf dem Weg zur oder von der Arbeit (Wegeunfall) selbst, ist dies ein Arbeitsunfall, der **in jedem Fall** – auch wenn die Verletzung banal erscheinen mag – im sogenannten Verbandbuch **dokumentiert werden muss.** Durch die Dokumentation können gegenüber der Unfallversicherung auch später noch Leistungen geltend gemacht werden, da eventuelle Spätfolgen zunächst nicht erkennbar sind.
Bei einer schwereren Verletzung ist ein Durchgangsarzt (D-Arzt) für Arbeitsunfälle aufzusuchen.

Advent bezeichnet die Zeit, in der sich die Christenheit auf das Weihnachtsfest, auf Jesu Geburt vorbereitet. Das Weihnachtsfest ist das wichtigste Fest im Winter.

Ziele

- Visuelle (Sehen) und taktile (Tasten) Wahrnehmung stimulieren
- Grob- und Feinmotorik erhalten/fördern
- Kommunikation anregen, Gemeinschaftsgefühl fördern

Gesprächsführung

Anregungsfragen:
- „Wie wurde in Ihrer Familie die Adventszeit begangen?“
- „Gab es einen Adventskalender?“
- „Wie wurde das Haus geschmückt?“
- „Wie wurde Weihnachten gefeiert?“
- „Womit wurde der Weihnachtsbaum geschmückt?“

Vorbereiten und durchführen (→ Tab. 36.1)

Sterne ausschneiden	
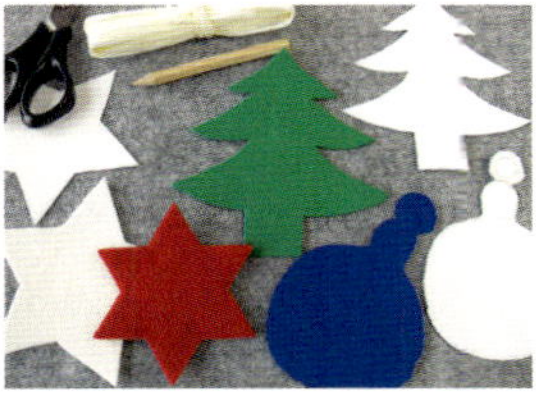	Weihnachtsschmuck wie Sterne aus Papier oder anderen Materialien hat wahrscheinlich jeder schon mal gebastelt, zumindest in der Kindheit.

Tab. 36.1 Beispiel für ein Winterangebot (Weihnachten) [J748]

Material	• Verschiedenfarbiger Karton • Sternschablonen • Bleistifte, Scheren, Klebestifte, Nadeln und Faden
Durchführung	• Sterne mithilfe der Schablonen auf den Karton zeichnen und ausschneiden • Immer zwei gleich große Sterne zusammenkleben • Zum Schluss durch eine Sternenspitze mit der Nadel einen Faden zum Aufhängen durchziehen

Tab. 36.1 Beispiel für ein Winterangebot (Weihnachten) *(Forts.)*

Dokumentationsbeispiele

Aktive Teilnahme

Frau K. hat für all ihre vier Enkelkinder jeweils drei Sterne angefertigt. Sie war mit Feuereifer dabei.

Passive Teilnahme

Frau A. wollte beim Anfertigen der Sterne nur zusehen, erzählte jedoch, wie sie früher große und kleine Strohsterne gebastelt hat.

Ablehnung

Frau C. schimpfte lautstark über die Adventsklänge, wollte sich auch nicht am Sternebasteln beteiligen und wurde schon nach 30 Minuten aufgrund ihrer Unruhe in den Wohnbereich zurückgebracht.

Bei Wortspielen und dem Ergänzen von Sprichwörtern und Reimen wird das Abrufen von Wörtern aus dem Wortspeicher angestrebt.

Wörter finden

Aufgabe ist, eine bestimmte Anzahl von Wörtern mit einem bestimmten Anfgangsbuchstaben zu finden.
Beispiel: „Finden Sie fünf Wörter mit dem Anfangsbuchstaben E."
Mögliche Antworten: Emil, Emma, Esel, Euro, Ende, Ente ...

Wörter ergänzen

Die Betreuungskraft oder ein Teilnehmer gibt ein Wort vor, das mit einem anderen Wort ergänzt werden kann.
Beispiel: Das Wort „Blick" wird vorgegeben. Reihum sucht jeder Teilnehmer nach einem Wort, in dem „Blick" enthalten ist. Mögliche Antworten: Augenblick, Lichtblick, Blickwinkel, Silberblick, Anblick, Ausblick, umblicken, Seitenblick, Meerblick, Einblick ...

Sprichwörter ergänzen

Die Betreuungskraft oder ein Teilnehmer gibt den Anfang eines Sprichworts vor, die anderen Teilnehmer ergänzen.
Beispiele:

Alte Liebe ...	... rostet nicht.
Lügen haben ...	... kurze Beine.
Der Krug geht so lange zum Brunnen ...	... bis er bricht.
Der Apfel fällt nicht weit ...	... vom Stamm.

Wortpaare bilden

Die Betreuungskraft oder ein Teilnehmer gibt den ersten Bestandteil des Wortpaars vor, die anderen Teilnehmer ergänzen den zweiten. Beispiele:

Mit Sang ...	... und Klang.
Mit Mann ...	... und Maus.
Mit Pauken ...	... und Trompeten.
Mit Haut ...	... und Haar.

Die Übung kann variiert werden, indem in einem Durchgang der vordere und in einem anderen Durchgang der hintere Teil des Wortpaars ergänzt wird.

Reimen

Die Betreuungskraft oder ein Teilnehmer beginnt einen Reim, die anderen Teilnehmer erägnzen das letzte Wort.
Beispiele:

Was nicht rau ist, das ist glatt. Wer nicht hungrig ist, ist ...	... satt.
Was nicht dünn ist, das ist dick. Wer nicht Pech hat, der hat ...	... Glück.
Was nicht groß ist, das ist klein. Was nicht schmutzig ist, ist ...	... rein.
Was nicht hart ist, das ist weich. Wer nicht arm ist, der ist ...	... reich.

Dokumentationsbeispiele

Aktive Teilnahme

Frau W. war beim Wörterfinden mit Spaß dabei. Bei den Buchstaben E und K konnte sie nicht genug bekommen. Sie hat sich an viele Namen, die mit diesen Buchstaben beginnen, erinnert.
Herr M. berichtete beim Reimen, dass früher im Alltag Reime viel häufiger als heute zitiert wurden. Die Gruppe stimmte ihm zu, und die Unterhaltung ging über zu Situationen von früher, bei denen Reime zur Unterstützung verwendet wurden.

Passive Teilnahme

Frau A. beteiligte sich heute an keiner Übung mit Sprichwörtern. Allerdings unterhielt sie sich nebenher mit Herrn M. über die Bedeutung der Sprichwörter.

Ablehung

Frau C. schimpfte lautstark über die stattfindenden Gespräche in der Gruppe. Sie wurde ausfällig den Gruppenmitgliedern gegenüber und wurde deshalb schon nach 30 Minuten aufgrund der großen durch sie entstandenen Unruhe in den Wohnbereich gebracht.

Die Zeitungsrunde richtet sich an orientierte Bewohner und Bewohner/Tagesgäste mit beginnender Demenz und sollte, wenn möglich, täglich zur gleichen Zeit stattfinden. Das Angebot erfüllt nicht nur kommunikative Bedürfnisse, sondern sollte auch informativ sein. Denn die Bewohner/Tagesgäste wollen wissen, was um sie herum passiert. Selbst die Zeitung lesen können oft nur noch die wenigsten.

Vorbereiten

Die Betreuungskraft durchsucht die Zeitung nach interessanten Themen quer durch alle Ressorts. Die wichtigsten Inhalte sollten möglichst mit kleinen Gedankenspielen verbunden werden. Werden Texte vorgelesen, können sie zuvor mit einem Textmarker hervorgehoben werden.

Durchführen

Beispielsweise wird ein Bild von Angela Merkel gezeigt. Die meisten Senioren kennen sie als ehemalige Bundeskanzlerin. Jetzt wird nach ihrem Alter gefragt. Hier wissen schon viel weniger, dass sie im Jahr 1954 geboren ist. Danach kann nach ihrem Markenzeichen (ihre Handhaltung, die „Merkel-Raute“) gefragt werden. Auch dieses werden einige Teilnehmer kennen. Es kann weiter über die Partei und die -kollegen Merkels gesprochen oder zum nächsten Thema übergeleitet werden.
Es können aber auch ganze Textpassagen vorgelesen werden. Dabei muss allerdings darauf geachtet werden, dass die Teilnehmer nicht mit zu vielen Informationen überfordert werden.

Gedächtnistraining einfließen lassen

Nach Datum, Namen, Personen, Vereinen oder Ereignissen der vergangenen Tage fragen. Steht z. B. in der Zeitung, dass eine Firma eine